百宝药箱

【本草精华系列丛书】

赵中振　主编

中国中医药出版社
·北　京·

图书在版编目（CIP）数据
百宝药箱 / 赵中振主编 . —北京：中国中医药出版社，2019.6
（本草精华系列丛书）
ISBN 978-7-5132-5032-0

Ⅰ . ①百…　Ⅱ . ①赵…　Ⅲ . ①中成药—基本知识　Ⅳ . ① R286

中国版本图书馆 CIP 数据核字（2018）第 121046 号

中国中医药出版社出版
北京市朝阳区北三环东路 28 号易亨大厦 16 层
邮政编码　100013
传真　010-64405750
赵县文教彩印厂印刷
各地新华书店经销

开本 880×1230　1/32　印张 8　字数 213 千字
2019 年 6 月第 1 版　2019 年 6 月第 1 次印刷
书号　ISBN 978 – 7 – 5132 – 5032 – 0

定价　49.00 元
网址　www.cptcm.com

社 长 热 线　010-64405720
购 书 热 线　010-89535836
维 权 打 假　010-64405753

微信服务号　zgzyycbs
微商城网址　https://kdt.im/LIdUGr
官 方 微 博　http://e.weibo.com/cptcm
天猫旗舰店网址　https://zgzyycbs.tmall.com

如有印装质量问题请与本社出版部联系（010-64405510）

《百宝药箱》编委会

主　编　赵中振

副主编　易　玲　黄　冉

编著者　赵中振　易　玲　黄　冉　梅全喜　洪雪榕
毛雯雯　陈全兰　周梦佳

前　言

现代社会的每个家庭大概都有个小药箱。中成药有着简单、方便等特点，在中国人家庭药箱中占据了大半的空间。无论在内地还是在海外，打开中国人家庭药箱，往往里面既有西药也有中药；既有常备药也有急救药。有的家庭药箱收纳甚为齐全，内科、外科、妇科、儿科、老年病科，科科涵盖；消化药、泻下药、安神药、滋补药，样样俱全；片剂、胶囊、膏药、颗粒剂，无一不有，小药箱堪称“百宝药箱”。此外，药箱里常常有病人病愈后留下的药品；药箱外还常有购入或自制的药酒。日积月累，用“家庭小药库”来形容似乎也不过分。

家庭小药箱的确使用方便。患小病、小伤或者慢性病时，小药箱有大作用，省时、省力、省钱。对于平日工作忙碌，没有时间去医院的人来说，家庭药箱更是不可或缺的。中国人之间，亲友有了病，从家庭小药箱中先找找药，互通有无也是十分自然的事情。这种送医、送药、送温暖的举动，在国外是甚为少见的。

家里有了百宝药箱，生活变得方便。但如果缺乏医药常识、不遵医嘱或不咨询专业人士意见而自主用药，“家庭药箱”可能就会变成“毒药库”，用药不但达不到疗效，还会对身体造成一定伤害。所以，如何用好家庭药箱，是关系到全家老少健康的大事。随着药源性疾病案例的日渐增多，非常有必要让民众从打开自家的药箱开始，重视安全用药，了解用药常识，学会解读药品说明书，懂得正确服用方法，关注药品的有效期及适量购买储存药物以避免浪费等。

现在，非处方药（Over The Counter）的概念已经众所周知，各种药房遍及街头巷尾、住宅社区，电视、电台、报纸广告铺天盖地，电车上、手机内医药资讯也无处不在，民众自己买药用药非常普及。在未来的社会中，家庭小药箱不但不会消失，还将成为现代人生活中不可或缺的“成员”。为此，特编纂《百宝药箱》一书，希望能为民众的安全用药提供些许参考。

《百宝药箱》内收载了常用的105种中成药，介绍了各个中成药的组方、性状、用法、使用注意、同类品种剂型、注册情况以及相关的病证、保健、趣闻、历史等知识；并配以各种成药的常见内外观实图，便于对照参考。编写本书的目的，希望能作为一本家庭用药的参考手册与保健顾问，为读者居家安全用药提供帮助。

本书编辑过程中，先后得到陈虎彪、杨永平、王铭熙、江伟豪、郭平、梁之桃、万晓静及黄丽丽等诸位同道，以及广东省中山市中医院、广东省中山市中智大药房、中国北京同仁堂（集团）有限责任公司与余仁生国际有限公司的支持和帮助，在此一并鸣谢。

藉此书出版之机，再次对热心的读者与出版社的支持表示衷心感谢。

赵中振

编写说明

1. 本书依据《中国药典（一部）（2010）》以及《中国国家基本药物目录（中成药）（2012）》，并参考中国国家医疗保险目录品种、中国国家非处方药物目录（中成药）等，筛选常用中成药105种，进行介绍。

2. 总论部分概述了中成药发展的历史沿革、名称分类、剂型特点，以期帮助读者了解中医药的博大精深。

3. 各论内容按药物功效类别进行编排，并附有多种索引，包括药物名称拼音索引、智慧百科分类索引，方便读者查找相关内容。

4. 本书将功效相似的不同中成药归于同一分类项下进行介绍。在每种药内容上以图文并茂的形式列出该中成药的处方、性状、功能主治、用法用量与禁忌。

5. 每篇的“居家贴士”，给出用药注意事项、同类产品其他剂型的介绍等，以供读者参考；“智慧百科”介绍相关的病证特点、非处方药管理、药物应用、经典验方，以及居家保健等知识，增加本书的实用性。

6. 本书所选中成药包装图，为免商业宣传之嫌，已将厂家名称及商标做特殊处理。

7. 有鉴于治疗与用药因病人个体差异而不同，本书所提供的专业医药知识，不能取代医生的诊断和意见。因此，建议患者用药时，除参考药品说明书外，也应听取医生或药师的意见。

目录

第三章　妇科用药

第四章　儿科用药

第五章　五官科用药

第六章　骨伤科用药

附录

索引

总论

成药家中备，治病保健康

在历史的浩瀚长河中，健康始终是人们极为关心的话题，药物的使用也一直在生产生活中占据着重要地位。纵观药物发展史，中药及其成方制剂有数千年的应用历史，今天便一起聊聊古往今来的中成药。

一、传统膏丹济世方

所谓中成药，顾名思义，“中”来源于中药，“成”已经制备完成，故是可直接服用的药品。中成药的现代定义，指以中药材为原料，在中医药理论指导下，按照规定的处方和工艺制成一定的剂型，具有确切的疗效和可控的质量标准，供临床辨证使用的一类药物。品其义，“中”包括了中药与中医的双重概念；溯其源，“成”除了指制成外还有成方之意，而这些方子或来源历代医书文献，或取自民间流传验方，或加减传统古方，或创制于现代中药化学与药理的研究。

中成药沿用至今，已有两千多年，丸、散、膏、丹是其卓越代表。

先秦时期

《五十二病方》堪称最早的方剂学著作，载方283首，明确提出丸剂、饼、曲、酒、油膏、药浆、散、汤剂等剂型。

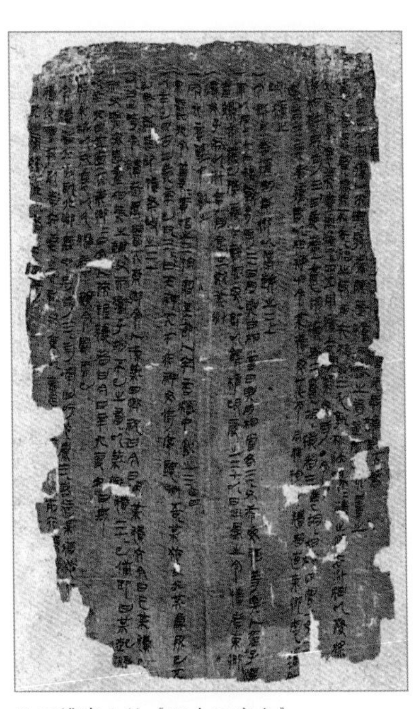

马王堆出土的《五十二病方》

春秋时期

《黄帝内经》中提出君臣佐使的组方原则，在其13首方剂中，收了9个中成药，涉及丸、散、膏、丹、药酒等不同剂型。

两汉魏晋南北朝时期

《伤寒杂病论》作为方书之祖，收载成药60余种，记载了膏、丸、散，以及栓剂、洗剂、灌肠剂、烟熏剂等多种剂型及制作方法，为此后中成药制药及临床应用奠定了基础；同时期的《肘后备急方》对于成药的配方、制法上进一步推陈出新，载有蜡丸、浓缩丸、尿道栓剂等，并将成药予以专章论述。

隋唐时期

隋唐开始，中成药的应用日益广泛。唐代《千金要方》《千金翼方》中所创制的磁朱丸、紫雪丹等药，沿用至今，经久不衰；《外台秘要》收载了原名“吃力伽丸”的著名成药“苏合香丸”。

宋金元时期

印刷术的发明进一步推动了中医药学的传播。《太平圣惠方》《圣济总录》等，卷帙浩繁，收数万首成方，并对膏药、丹剂等中成药的传统剂型进行专篇介绍；《太平惠民和剂局方》(简称《局方》)是中国第一部国家颁布的制药规范，一直影响着后世。《局方》共收载中成药788种，包括甚多名方，如清心开窍的至宝丹、疏肝解郁的逍遥散、化湿和中的藿香正气散等，而且书中每方项下详列了药物的制剂方法，并配有制剂检验。宋代除了官修方书外，民间的方书也广收中成药，如《小儿药证直诀》，或因小儿服食汤剂不便，其载方114首，成药占80%。金元四大家里，补火派的刘完素，长于寒凉泻火，创防风通圣等多种散剂；补土派的李东垣，重视脾胃滋补，创补中益气汤、香砂枳朮丸等成药；攻邪派的张子和，善用汗、吐、下三法，创木香槟榔丸等；养阴派的朱丹溪则创滋阴降火的大补阴丸、左金丸、保和丸等。“新学肇兴”不仅丰富了中医理论，也推动了中药的发展，中成药也从理论到应用上得到了革新。

明清时期

中成药与剂型更显得绚丽多彩，还出现了专门生产与销售中成药的专业药店，如广州的陈李济、北京的同仁堂、杭州的胡庆余堂等。此时期的主要著作《普济方》，收载成方61739首，并专篇介绍膏药、丹药及药酒；李时珍的《本草纲目》，附方11096首，载录成药剂型40余种，内服、外用兼而有之。其他如《证治准绳》《温病条辨》《医方集解》等著作，都收载了大量的中成药。

二、现代制剂百宝箱

19世纪后，西方科学与工业技术蓬勃发展，化学制药的欣欣向荣为中成药的发展也提供了的西学东渐的新机遇。现代中成药制剂，在继续弘扬传统剂型的同时，开发了片剂、胶囊、软胶囊、口服液、注射液、凝胶膏剂等现代剂型；对于新兴的缓释、控释、靶向制剂等的研发，中成药也积极参与，不断推陈出新。

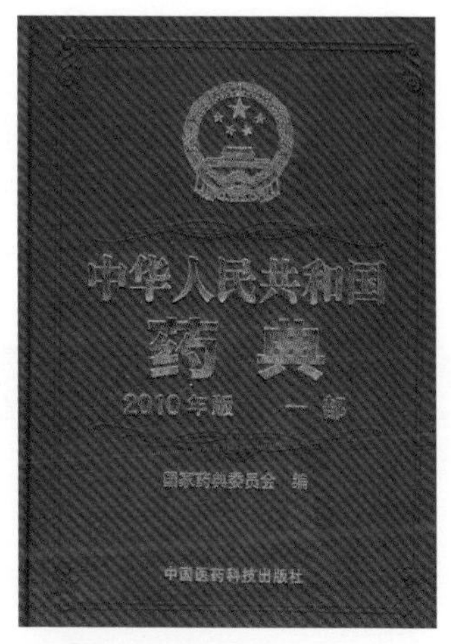

2010版《中国药典》

1963年版的《中国药典》收载了中成药197种，此后药典收录中成药的数量不断增加。1977版有270种，1995版至398种，2000版增为458种，2005版达564种，2010版药典则剧增到1062种。

不同的剂型有不同的应用特点，历代医家已有记述，所谓“汤者荡也，去大病用之；散者散也，去急病用之；丸者缓也，舒缓而治之”。现代的剂型种目繁多，各有长短，并在对经典习用剂型的传承中不断发展着。

丸剂

传统丸剂，即是药材细粉与适宜黏合剂或辅料，制成的球形或类球形的固体制剂，包括蜜丸、水蜜丸、水丸、糊丸、浓缩丸等；现代丸剂，原料上拓宽至药材提

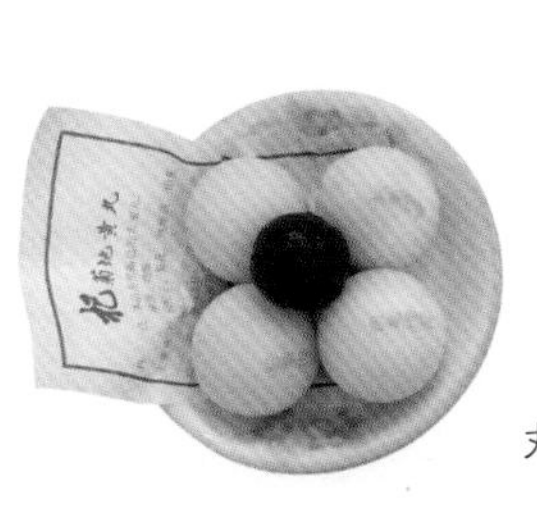
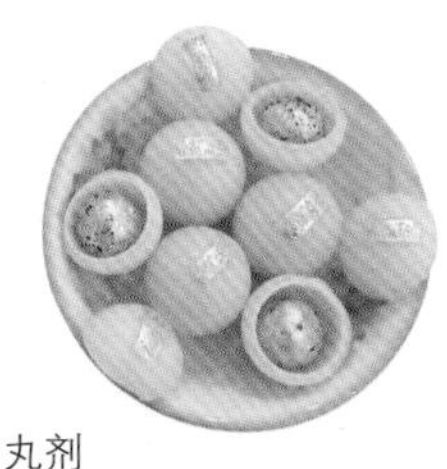
丸剂

取物，制备工艺上发展到工业化流水线生产，制剂上则新创了滴丸、微丸等。传统丸剂，除糊丸外，多适用于补益类药物，有药效持久、无不良气味、易于服用等优点；糊丸与蜡丸，基于其坚硬或水不溶性外壳，能进一步延长药效，减少某些毒性成分的释放或减缓刺激性成分对胃肠的刺激；微丸，直径小于2.5mm，体积小，应用剂量小，服用方便，吸收平稳，适宜于刺激性药物，贵重或细料药材；滴丸，利用药物原料与冷凝介质不相容制备而得，有溶出快、生物利用度高、药物稳定性好、体积小、易携带、可舌下含服、起效快等优点，更可适用于缓控释剂型的需要。

散剂

散剂是一种或多种药材混合制成的粉末状制剂，有内服和外用之分。优点为治疗范围广，服用后分散快，奏效迅速，且制作、携带方便，节省药材；对于有效成分不溶或难溶于水，或不耐高温，或剧毒，或者贵重细料的药物，皆适宜。

颗粒剂

颗粒剂是指药材提取物与适宜的辅料或与药材细粉制成的颗粒状制剂，是在汤剂、散剂和糖浆剂的基础上发展起来的新剂型，分为可溶性、混悬性、泡腾性及含糖型、无糖型等不同类型。优点为体积小，重量轻，服用简单，口感好，作用迅速，多用于补益、止咳、清热等作用的药物。

片剂

片剂是药材细粉或提取物与适宜的辅料或药材细粉压制而成的片状制剂，分浸膏片、半浸膏片和全粉片等。优点是体积小，用量准确，易崩解生效快，且生产效率高、成本低、服用及储运方便，片剂适用于各种疾病。

锭剂

锭剂是药材细粉与适量黏合剂如蜂蜜、糯米粉或利用药材本身的黏性制成规定形状的固体制剂，可供内服或外用。内服作用与糊丸接近，外用多用水或醋磨汁后涂敷患处。锭剂大多作噙化之用。

煎膏剂

煎膏剂是药材用水煎煮、去渣浓缩后，加炼蜜或糖制成的半固体制剂，又称膏滋。具有吸收快，浓度高，体积小，便于保存，可备较长时间服用的特点。有滋补调理的作用，用于治疗慢性病和久病体虚者。

胶剂

胶剂是以动物的皮、骨、甲、角等用水煎取胶质，经浓缩凝固而成的固体内服制剂。胶剂中富含蛋白质、氨基酸等营养成分，作为补益药，适用于老年人、久病未愈者或身体虚弱者，可单服，也可制成丸、散，或加入汤剂中使用。

糖浆剂

糖浆剂是含有药物、药材提取物和芳香物质的浓缩蔗糖水溶液。它是在传统的汤剂、煎膏剂的基础上，吸取西药糖浆的优点而发展起来的一种中成药剂型。因含有糖，可以掩盖某些药物的不良气味，便于服用，适用于小儿及虚弱病人服用，尤多见于小儿用药，但不宜用于糖尿病患者。

膏药

膏药又名“黑膏药”。是根据药方，将药材经食用植物油提取，再加红丹(现代膏药多采用松膏)炼制而成的外用制剂，为中成药传统剂型。膏药有通纳药量多，药效释放持久等特点，多用于跌打损伤、风湿痹痛、疮疡痈肿等疾病。

合剂

合剂是药材用水或其他溶剂，采用适宜方法提取，经浓缩制成的内服液体制剂。单剂量包装的合剂又称“口服液”。合剂既能保持汤剂的特点，又能避免汤剂临时煎煮的麻烦，便于携带、储存和服用。

胶囊剂

胶囊剂有软胶囊与硬胶囊之分。前者是将油类或对明胶等囊材无溶解作用的液体药物或混悬液封闭于囊材内制成的剂型，后者是将适量的药材提取物、药材提取物加药粉或辅料制成均匀的粉末或颗粒，填充于硬胶囊中而制成的剂型。胶囊剂外观整洁美观，易于吞服，可掩盖药物的不良气味，崩解快，吸收好，适用于对光敏感、不稳定或遇湿、热不稳定的药物，或有特异气味的药物，或需要定时定位释放的药物。胶囊经适宜方法处理或用其他药用高分子材料加工，可使囊壳不溶于胃液，在肠液中崩解释放活性成分，称为肠溶胶囊。

酒剂

酒剂又称“药酒”。是药材用黄酒或白酒为溶媒浸提制成的澄清液体制剂，酒剂服用量少，吸收迅速，见效快，多用于治疗风寒湿痹及跌打损伤等。

酊剂

酊剂是药物用规定浓度的乙醇浸出或溶解制成的澄清液体制剂，也可以用流浸膏稀释制成。分内服和外用两种。酊剂制备无需加热，成分较纯净，有效成分含量高，剂量准确，吸收迅速，适宜于制备含有挥发性成分或不耐热成分的制剂。

露剂

露剂又称“药露”，是含芳香挥发性成分的中药材经水蒸气蒸馏制得的饱和或近饱和的澄明水溶液制剂。临床多供内服。露剂能够保存药材固有的香味，便于服用和吸收，多具有解表清暑、清热解毒的功效。

丹剂

丹剂是水银、硝石、雄黄等矿物药经过炼制、升华、融合等技术处理制成的无机化合物，如红升丹、白降丹等，为传统剂型。大多含水银成分，常用以配制丸散供外用，具有消肿生肌、消炎解毒的作用。部分丸剂、散剂、锭剂品种多以朱砂为衣，因气色赤习称“丹”，不属于经典丹剂范畴。

注射剂

注射剂又称“针剂”。是提取中药材的有效成分，经精制加工制备而成的可供注入人体内的灭菌溶液或乳状液，或可供临用前配制溶液的灭菌粉末或浓缩液制剂。注射剂可用于皮下、肌肉、静脉注射或静脉滴注，剂量准确，起效迅速，不受消化液和食物的影响，生物利用度高，便于急救使用。

气雾剂

气雾剂又称“气溶胶”，是药物和抛射剂同装封于带有阀门的耐压容器中，使用时借助抛射剂的压力，定量或非定量地将内容物喷出的制剂。不含抛射剂，借助手动泵的压力将内容物以雾状等形式喷出的制剂为喷雾剂。气雾剂给药剂量小，起效迅速，稳定性强，副作用小。

膜剂

膜剂是药物与成膜材料经加工制成的薄膜状制剂。膜剂可经口服，舌下含服，眼结膜囊、阴道内及体内植入，皮肤和黏膜创伤、烧伤或发炎表面覆盖等多种途径给药，给药剂量小，使用方便。

栓剂

栓剂也称“坐药”或“塞药”。是药材提取物或药粉与适宜基质制成的供腔道给药的固体制剂。栓剂比口服给药吸收快，吸收后无肝脏首过效应，生物利用度高。

凝胶膏剂

凝胶膏剂原称“巴布剂”，2010版《中国药典》中改为“凝胶膏剂”，是指提取物、饮片或和化学药物与适宜的亲水性基质混匀后，涂布于背衬材料上制成的，以水溶性高分子聚合物为基质骨架材料的外用贴剂。该剂型是从古代泥罨剂发展起来的，在日本有较久的应用历史。较之中国传统贴膏剂具有载药量大、保湿性强、透气性好、与皮肤的相容性好、刺激小、不易过敏、耐老化、可反复揭贴、随时终止给药等特点。

随着非处方药的普及，越来越多的药物剂型为大众所熟悉，日常生活的家庭药箱也日益品种纷繁。中成药剂型在中国正式生产使用的已有40多种。除上述介绍的外，其他剂型还有软膏剂、橡胶膏剂、油剂、滴眼剂、搽剂、浸膏剂、流浸膏剂、袋泡剂等，在此就不一一而述。

结语

中华民族发展了上下五千年，中药及其成方制剂也伴随着文明之光源远流长，为华夏人民的健康立下了不朽的功勋。跟随着国人的脚步，而今的中成药已经走出国门，在海内外皆可见其身影。除了日韩汉方药制剂盛行的亚洲，在草药制剂日渐风靡的欧洲，以及保健食品店铺林立的美国唐人街中，中成药都矢志不渝地履行着治病救人的职责，发挥着强身健体的功效。

各论

常用百种中成药

第一章　内科用药

感冒清热颗粒

《中国药典》，《中国国家基本药物目录》，OTC 甲类

处方 荆芥穗，薄荷，紫苏叶，防风，柴胡，葛根，桔梗，苦杏仁，白芷，苦地丁，芦根。

性状 棕黄色颗粒，味甜（无蔗糖及含乳糖型不甜）、微苦。

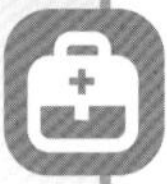

功能主治 疏风散寒，解表清热。用于风寒感冒，头痛发热，恶寒身痛，鼻流清涕，咳嗽咽干。

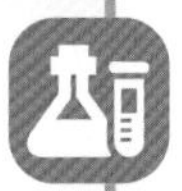

用法用量 开水冲服。一次 1 袋（12g/6g），一日 2 次。

用药禁忌 对本品过敏者禁用，过敏体质者慎用。
本品性状改变时禁用。

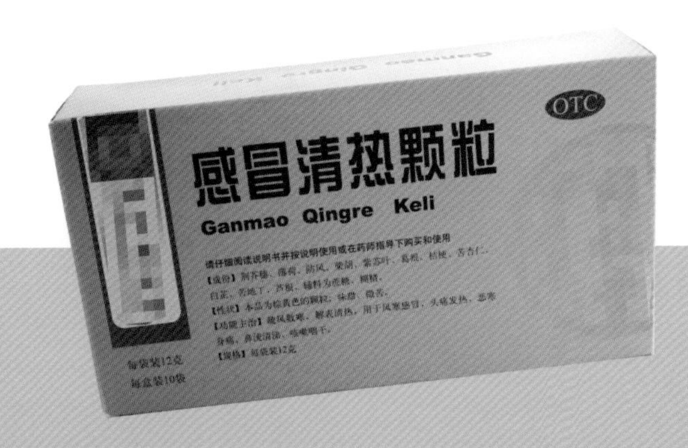

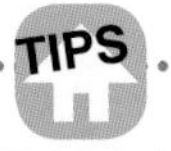

居家贴士

1. 发热体温超过 38.5℃的患者，或服药 3 天症状无缓解者应去医院就诊。
2. 本品有无蔗糖剂型，糖尿病患者也可服用。
3. 本品有多种剂型，颗粒剂（冲剂）、硬胶囊、口服液同为非处方药甲类。

智慧百科

OTC 简介

OTC：Over the Counter，即 “非处方药”，可直接在柜台购买。

中、西药均分处方药与非处方药两类。非处方药据其安全性，又分为甲类、乙类以及双跨类。

甲类： 可于医院或药房，在执业药师指导下购买使用，出售此类非处方药的零售企业必须具有《药品经营企业许可证》。

乙类： 安全性更高，可于医院、药房或一般商业机构，由使用者自行判断及购买使用。

双跨类： 既是处方药，又是非处方药的品种。

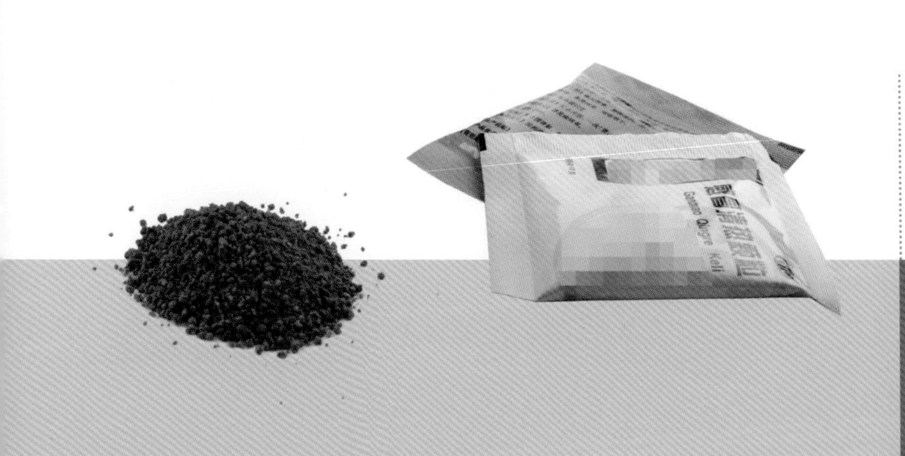

清热解毒口服液

《中国药典》，OTC 乙类

处方 石膏、金银花、玄参、地黄、连翘、栀子、甜地丁、黄芩、龙胆、板蓝根、知母、麦冬。

性状 棕红色液体；味甜、微苦。

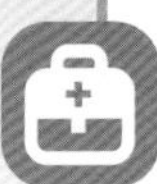

功能主治 清热解毒。用于热毒壅盛所致的发热面赤、烦躁口渴、咽喉肿痛；流感、上呼吸道感染见上述证候者。

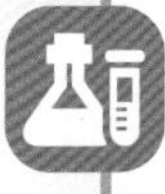

用法用量 口服。一次 10 ~ 20mL，一日 3 次，儿童酌减，或遵医嘱。

用药禁忌 孕妇忌用。
风寒感冒、脏腑虚寒及虚热等症忌用。
脾胃虚寒泄泻者慎用。
对本品过敏者禁用，过敏体质者慎用。
本品性状改变时禁用。

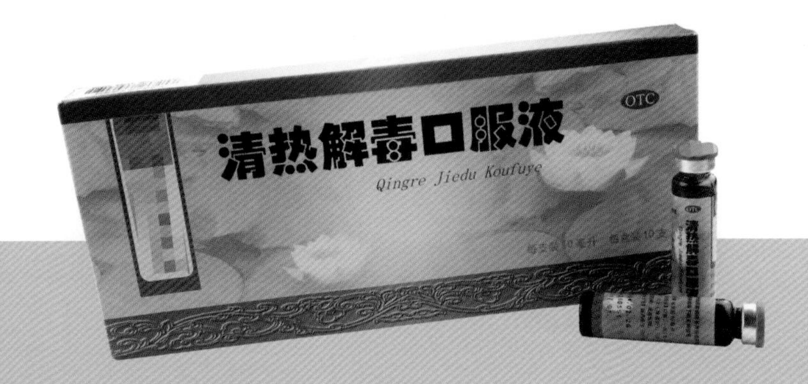

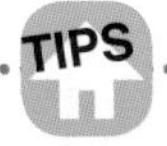

居家贴士

1. 发热体温超过 38.5℃，或服药 3 天症状无缓解的患者，应去医院就诊。
2. 本品有多种剂型，其中颗粒剂、胶囊、软胶囊、片剂均为乙类 OTC 药物。

智慧百科

如何区别感冒和流行性感冒

症状	感冒	流感
发烧	不常见	常见
头痛	不常见	常见
全身酸痛	症状轻微	常见，往往较重
疲倦	症状轻微	常见，往往较重，并持续 2 ~ 3 周
流鼻涕	常见	不常见
咽喉疼痛	常见	不常见
咳嗽	症状轻微至中度	常见，可能症状较重

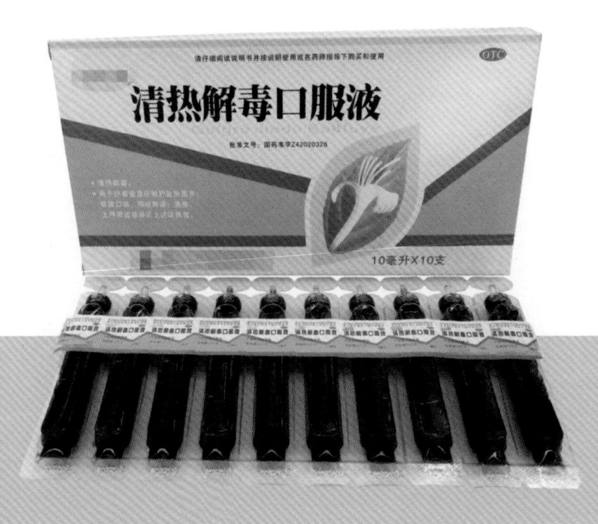

小柴胡颗粒

《中国药典》，OTC 甲类

处方　柴胡、黄芩、半夏（制）、党参、生姜、甘草、大枣。

性状　黄色至棕褐色颗粒；味甜。或棕黄色颗粒；味淡、微辛。

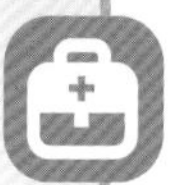

功能主治　解表散热，疏肝和胃。用于外感病，邪犯少阳证，症见寒热往来、胸胁苦满、食欲不振、心烦喜呕、口苦咽干。

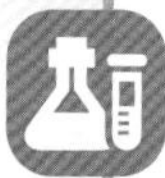

用法用量　开水冲服。一次 1 ~ 2 袋，一日 3 次。

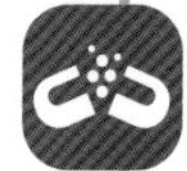

用药禁忌　孕妇慎用。
对本品过敏者禁用，过敏体质者慎用。
本品性状改变时禁用。

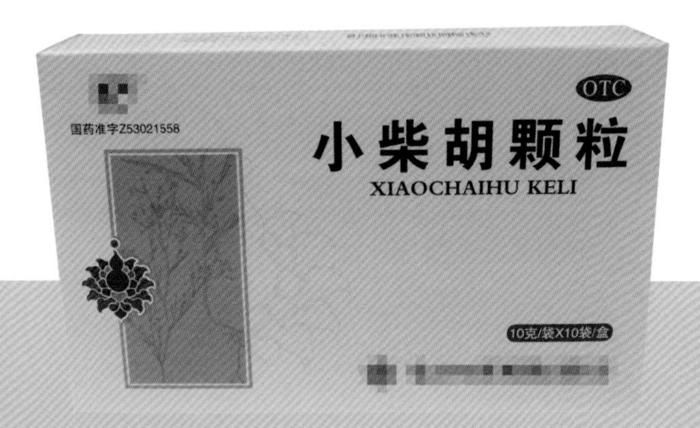

居家贴士

1. 风寒感冒者不宜。
2. 发热体温超过 38.5℃，或服药 3 天症状无改善，或加重，或出现新的症状如胸闷、心悸等，应立即停药，并去医院就诊。
3. 本品有多种剂型，其中冲剂、颗粒剂、片剂均为甲类 OTC 药物;《中国药典》收载后两种，含无糖型颗粒剂。

智慧百科

小柴胡事件

- 20 世纪 70 年代，“小柴胡汤”以颗粒剂形式风靡日本，成为治疗慢性肝炎的畅销药，并被推崇为“百宝丹”广为应用；到 90 年代初，有报道滥用小柴胡颗粒造成“间质性肺炎”，并出现死亡病例。此事件引起了全球有关人士的高度关注，并就中药毒副作用展开持续而广泛的争议。
- 现代研究表明，小柴胡汤方确有增强免疫力，抗炎、抗肝纤维化等作用，对感冒多种症状有确切疗效，但治疗时仍需注意对证施治，谨遵医嘱，安全合理用药。

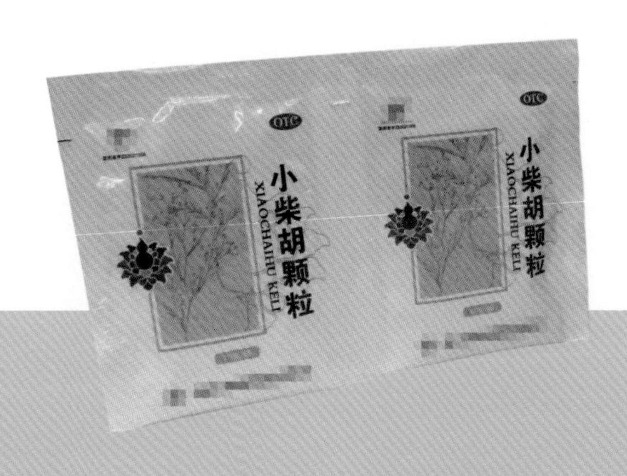

银翘解毒丸

《中国药典》，《中国国家基本药物目录》，OTC 乙类

处方　金银花、连翘、薄荷、荆芥、淡豆豉、牛蒡子（炒）、桔梗、淡竹叶、甘草。

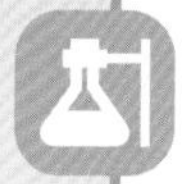

性状　棕褐色浓缩蜜丸；气芳香，味微甜而苦、辛。

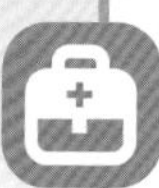

功能主治　疏风解表，清热解毒。用于风热感冒，症见发热头痛、咳嗽口干、咽喉疼痛。

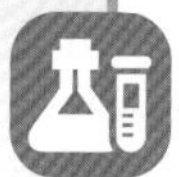

用法用量　芦根汤或温开水送服。一次 1 丸，一日 2～3 次。

用药禁忌　对本品过敏者禁用，过敏体质者慎用。本品性状改变时禁用。

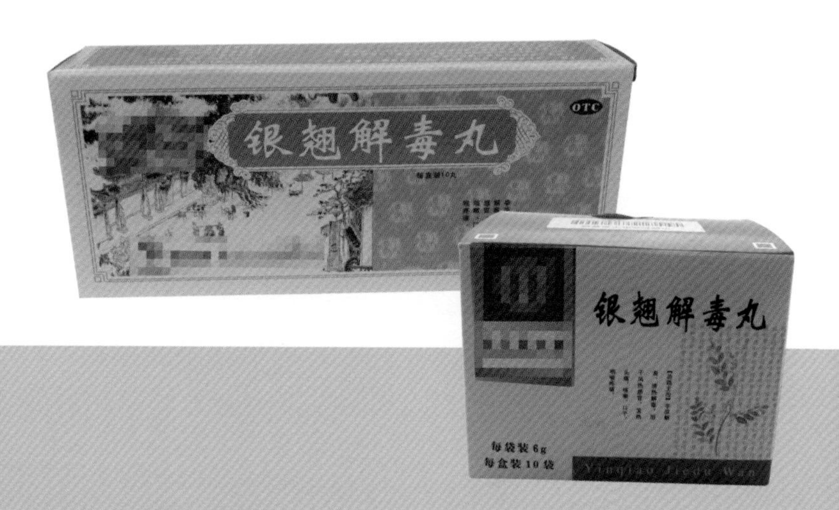

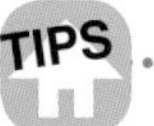

居家贴士

1. 风寒感冒患者不宜使用。
2. 可能会引起一定副作用，如恶心、呕吐、腹泻等肠胃道反应，失眠、头晕等，如果反应严重需及时去医院就诊。
3. 服药 3 天后，症状无改善，或出现发热咳嗽加重，并有胸闷、心悸等其他症状时应去医院就诊。
4. 本品有多种剂型，其中颗粒剂、片剂、丸剂、滴鼻剂及银翘解毒液均为乙类非处方药，《中国药典》收载了颗粒、片、丸、胶囊及软胶囊剂型。
5. 另有“精致银翘解毒片”，组成中含有化学药 Paracetamol 成分，属于甲类非处方药。

智慧百科

发热

概念： 指人体体温超过正常范围，即口腔温度超过 37.3℃，腋下温度超过 37℃或直肠温度超过 37.6℃，体温昼夜波动超过 1℃时，即为发热。

起因： 1. 感染性发热。由多种急、慢性感染病，如流感、肺炎、伤寒等引起。
2. 非感染性发热。由过敏性疾病、血液病、恶性肿瘤及药物等引起。

机制： 感染源、细菌内毒素或其他外源性致热原进入人体后，产生内源性致热原，导致前列腺素的合成与释放，从而引起发热。

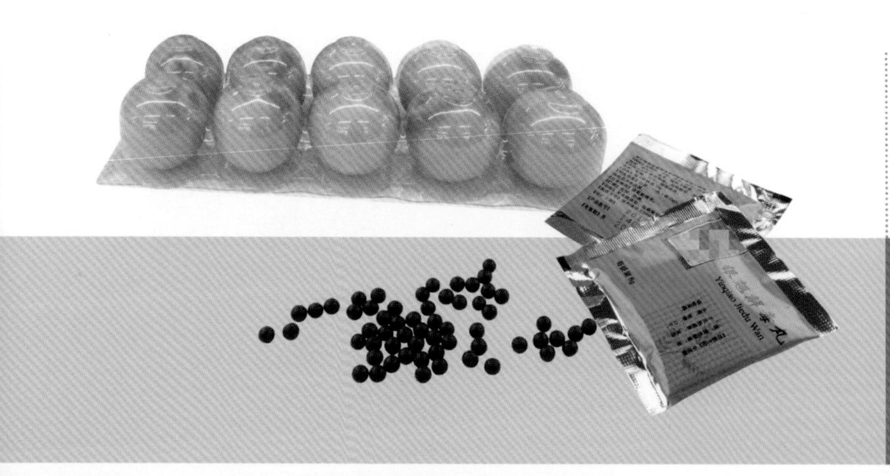

正柴胡饮颗粒

《中国药典》，《中国国家基本药物目录》，OTC 乙类

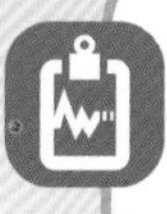

处方 柴胡、陈皮、防风、甘草、赤芍、生姜。

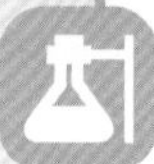

性状 黄棕色至红棕色颗粒；味甜、微苦或味微苦（无糖型）。

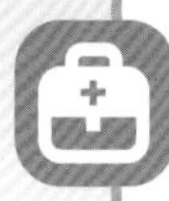

功能主治 发散风寒，解热止痛。用于外感风寒所致的发热恶寒、无汗、头痛、鼻塞、喷嚏、咽痒咳嗽、四肢酸痛；流感初起、轻度上呼吸道感染见上述证候者。

用法用量 开水冲服。一次 10g 或 3g（无蔗糖），一日 3 次，小儿酌减或遵医嘱。

用药禁忌 对本品过敏者禁用，过敏体质者慎用。本品性状改变时禁用。

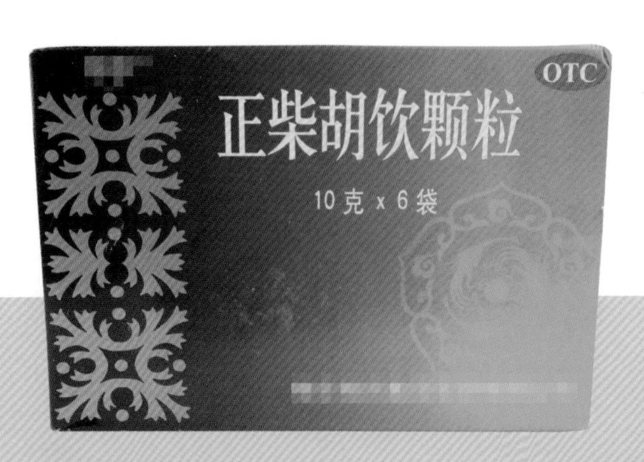

居家贴士

1. 风热感冒者不适用，其表现为发热明显，微恶风，有汗，口渴，鼻流浊涕，咽喉肿痛，咳吐黄痰。
2. 服药 3 天症状无缓解者，应去医院就诊。
3. 本品有多种剂型，其中胶囊剂和颗粒剂同属乙类 OTC 药物；《中国药典》收载后者，含无糖型品种。
4. 本品与“小柴胡”名称相似，功效相异，使用时需注意区分。“正柴胡饮”适于流感初起，轻度上呼吸道感染等证；“小柴胡饮”适于感冒中期，表寒入里，未达脏腑之时。

智慧百科

感冒全进程

通常感冒从初起到痊愈需 1 ~ 2 周时间，大致历程如下：

阶段	症状	病理说明
初起	鼻塞、打喷嚏	病毒入侵呼吸道
发展	咽干、喉痒或灼热感、流清涕	病毒伤害机体细胞，体内免疫系统开始和病毒作战
高潮	症状加剧，流感会有发烧、全身酸痛等症状	战役正酣，T、B 淋巴细胞上阵，专属性对付病毒细胞
尾声	症状减轻，继续流鼻涕，流感应退烧	机体作战获胜，继续清除病毒
痊愈	症状基本消失，流感或仍感乏力	机体免疫系统全面胜利，正常细胞逐渐修复

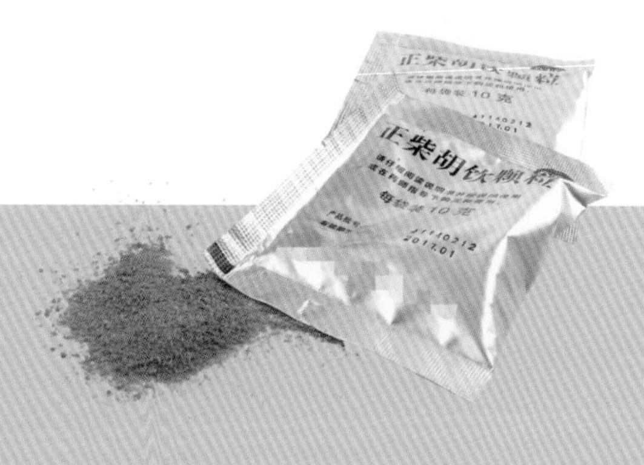

防风通圣丸

《中国药典》，《中国国家基本药物目录》，OTC 甲类

处方 防风、荆芥穗、薄荷、麻黄、大黄、芒硝、栀子、滑石、桔梗、石膏、川芎、当归、白芍、黄芩、连翘、甘草、白术（炒）。

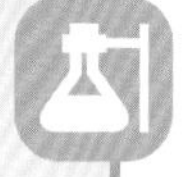

性状 包衣或不包衣水丸，丸芯浅棕色至黑褐色；味甘、咸、微苦。

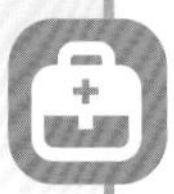

功能主治 解表通里，清热解毒。用于外寒内热，表里俱实，恶寒壮热，头痛咽干，小便短赤，大便秘结，瘰疬初起，风疹湿疮。

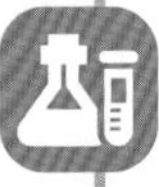

用法用量 口服。一次 6g，一日 2 次。

用药禁忌 孕妇慎用。
运动员慎用。
对本品过敏者禁用，过敏体质者慎用。
本品性状改变时禁用。

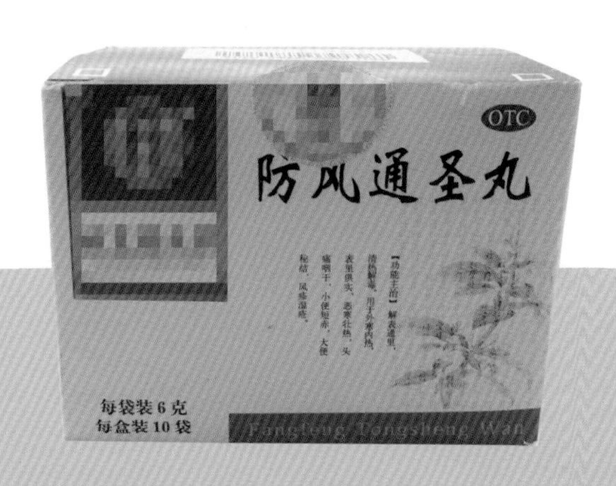

居家贴士

1. 属于表里双解剂，适于外寒里热证者。
2. 不宜久服。
3. 服药后大便次数增多且不成形者，应酌情减量。
4. 发热体温超过 38.5℃的患者，或服药 3 天症状无缓解、皮疹面积扩大加重者，应去医院就诊。
5. 含有麻黄素，有一定升高血压作用，和降压药同服可能影响效果。
6. 因服用或注射某种药物后出现荨麻疹等相似的皮肤症状者属于药物过敏（药疹），应立即去医院就诊。
7. 包括水丸、蜜丸、浓缩丸。现代临床应用不断扩展，在肥胖症、急性化脓性中耳炎、慢性阑尾炎、春季结膜炎等方面有一定疗效。

智慧百科

认识药品批准文号

批准文号形式	“国药准字”+1 位字母 +8 位阿拉伯数字
字母含义	H 为化学药品；Z 为中药；B 为原保健食品，现转为药品；S 为生物制品；J 为进口分包制剂
数字含义	前 4 位：年号；后 4 位：顺序号

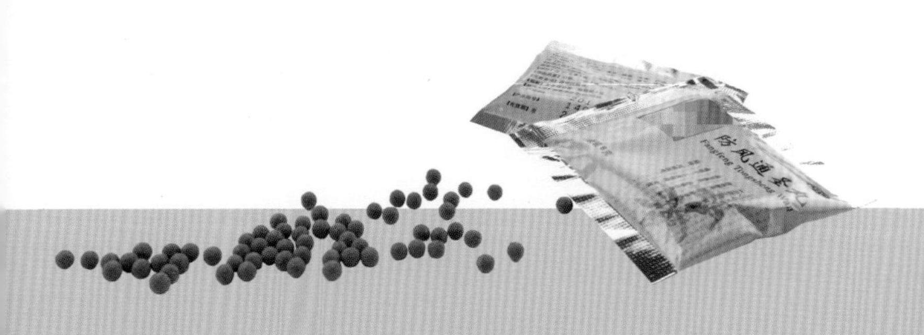

玉屏风口服液

《中国药典》，OTC 甲类

处方 黄芪、白术（炒）、防风。

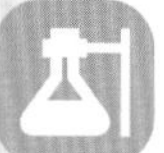

性状 棕红色至棕褐色液体；味甜、微苦、涩。

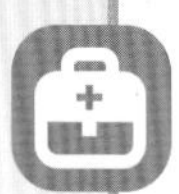

功能主治 益气，固表，止汗。用于表虚不固，自汗恶风，面色㿠白，或体虚易感风邪者。

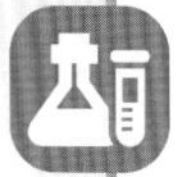

用法用量 口服。一次 10mL，一日 3 次。

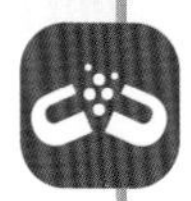

用药禁忌 对本品过敏者禁用，过敏体质者慎用。本品性状改变时禁用。

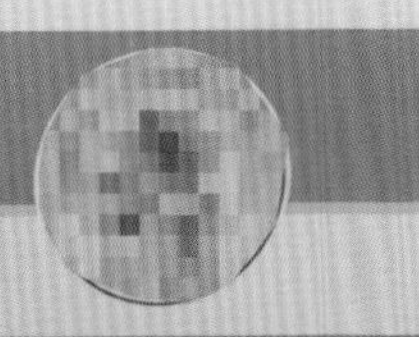

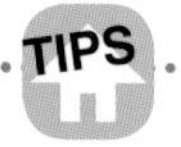

居家贴士

1. 本品能防御外邪，不宜用于感冒发热病人。
2. 服药期间忌不易消化的食物。
3. 服药 4 周症状无缓解，应去医院就诊。
4. 本品有多种剂型，颗粒剂、袋泡茶、胶囊同为非处方药甲类。
5. 元代医书《丹溪心法》中载有本方，亦称“丹溪玉屏风”。

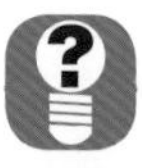

智慧百科

过敏

- 过敏反应，为机体对药物的病理性免疫反应，也称为变态反应，包括皮疹、皮炎、支气管哮喘、过敏性血小板减少、肝肾功能损害、过敏性休克等，严重的可致死。
- 通常认为较易引起过敏的有：虫类、花粉类、光敏性中药（即患者服用后对光敏感性增加，可能出现日光性皮炎）等。

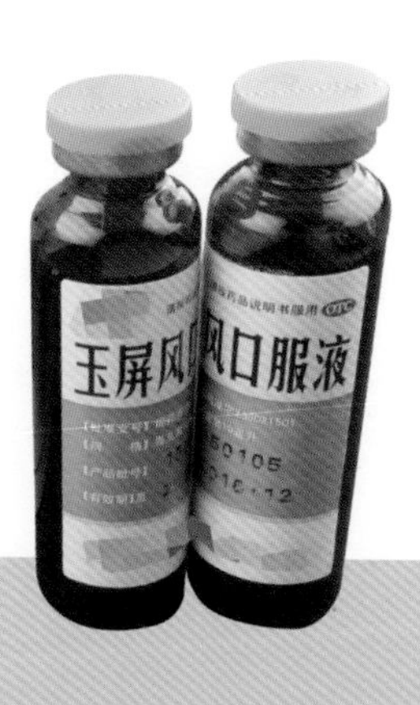

祛暑剂

保济丸

《中国药典》，《中国国家基本药物目录》，OTC 甲类

处方　钩藤、菊花、蒺藜、厚朴、木香、苍术、天花粉、广藿香、葛根、化橘红、白芷、薏苡仁、稻芽、薄荷、茯苓、广东神曲。

性状　朱红色水丸；气芳香，味微苦、辛。

功能主治　解表，祛湿，和中。用于暑湿感冒，症见发热头痛、腹痛腹泻、恶心呕吐、肠胃不适；亦可用于晕车、晕船。

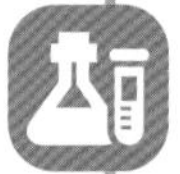

用法用量　口服。一次 1.85～3.7g，一日 3 次。

用药禁忌　对本品过敏者禁用，过敏体质者慎用。本品性状改变时禁用。

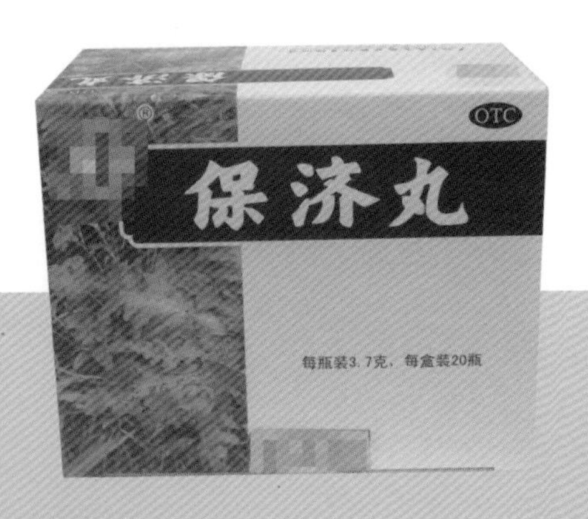

居家贴士

1. 外感燥热者不宜服用。
2. 吐泻严重者应及时去医院就诊。
3. 发热体温超过 38.5℃的患者，或服药 3 天症状无缓解者，应去医院就诊。
4. 有晕车史者，可于乘车前 30 分钟服用本品，有一定功效。
5. 本品有多种剂型，其中丸剂（包括浓缩丸）为甲类 OTC 药物。现代药理证明，本品在促进胃肠运动、增加胃肠电幅度、抑菌等方面有作用。

智慧百科

保济丸的传说

保济丸始创于清光绪年间，创始人李兆基。传说他因施善凉茶，一个和尚得此良方，并改制成药丸，因其疗效好、价钱低而声名鹊起，改号“李众胜堂”，专售此药。民间也有了“北有六神丸，南有保济丸”的美称。

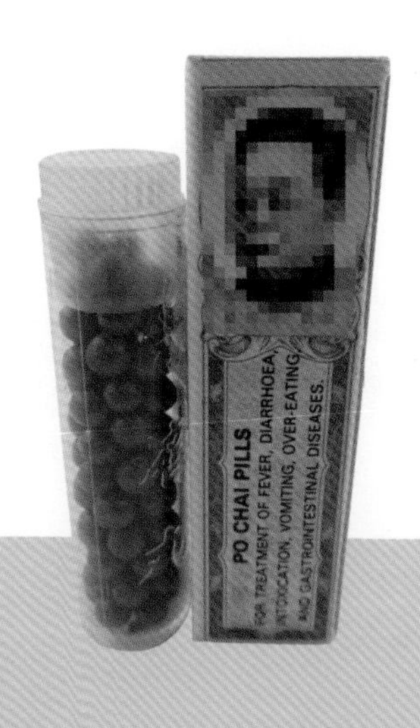

藿香正气水

《中国药典》，《中国国家基本药物目录》，OTC 甲类

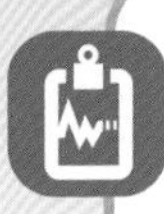

处方 苍术、陈皮、厚朴（姜制）、白芷、茯苓、大腹皮、生半夏、甘草浸膏、广藿香油、紫苏叶油。

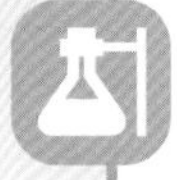

性状 深棕色澄清液体（贮存略有沉淀）；味辛、苦。

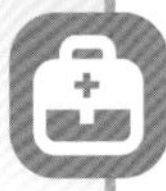

功能主治 解表化湿，理气和中。用于外感风寒、内伤湿滞或夏伤暑湿所致的感冒，症见头痛昏重、胸膈痞闷、脘腹胀痛、呕吐泄泻；胃肠型感冒见上述证候者。

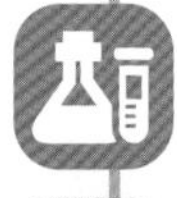

用法用量 口服。一次 5～10mL，一日 2 次。

用药禁忌 对本品及酒精过敏者禁用，过敏体质者慎用。
本品性状改变时禁用。

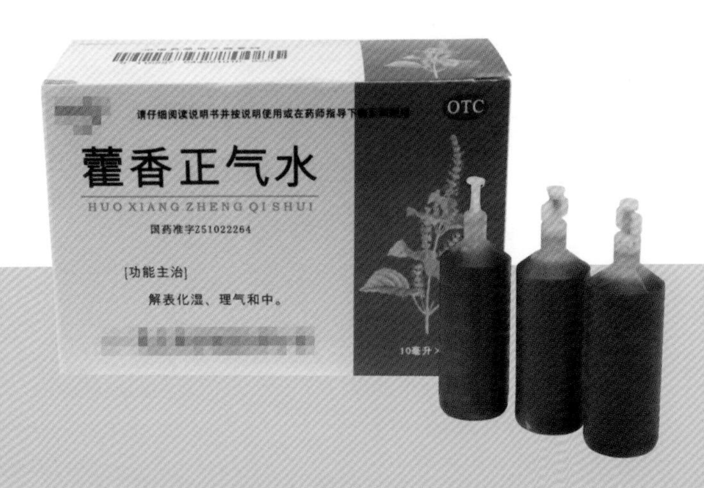

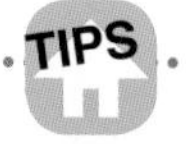

居家贴士

1. 个别患者服用后会出现过敏性皮疹、过敏性紫癜及心动过速等，过敏体质者需在医生指导下服用。
2. 服药 3 天后症状未改善，或出现吐泻明显，并有其他严重症状时，应去医院就诊。
3. 本品含一定浓度乙醇，服药后不得驾驶机、车、船，不得从事高空作业、机械作业及操作精密仪器。
4. 本品用途广泛，还可用于治疗小儿痱子、蚊虫叮咬、疖肿、婴幼儿腹泻、足癣等。
5. 本品有多种剂型，其中丸剂、滴丸、水剂均为甲类 OTC 药物；《中国药典》收载口服液、水剂、软胶囊。另有相关产品“加味霍香正气丸”，为乙类 OTC 药物。

智慧百科

水剂不是水

- 随着现代科技的进步与发展，中药的剂型也纷繁多样。按其形态可将其分为：液体剂型（如汤剂、酒剂、露剂、注射剂等）、半固体剂型（如软膏剂、糊剂等）、固体剂型（如颗粒剂、片剂、栓剂、膜剂等）和气体剂型（如气雾剂、吸入剂等）。
- 水剂，属于液体剂型的一种，常称为“芳香水剂”或“露剂”，以渗漉、浸泡或蒸馏等方法制备而得，多含挥发油剂与较低浓度的乙醇。

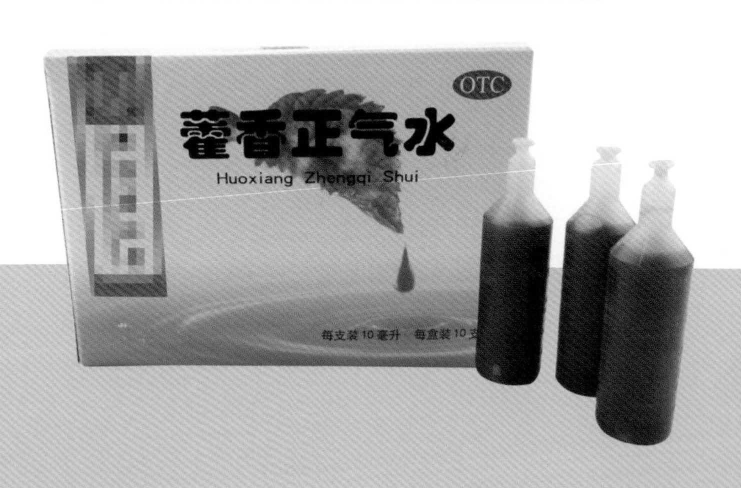

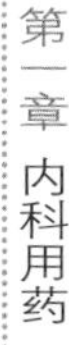

十滴水

《中国药典》,《中国国家基本药物目录》,OTC 乙类

处方 樟脑、干姜、大黄、小茴香、肉桂、辣椒、桉油。

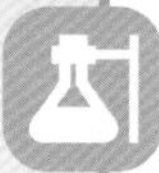

性状 棕红色至棕褐色的澄清液体;气芳香,味辛辣。

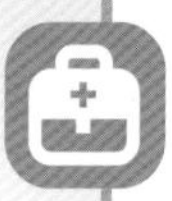

功能主治 健胃,祛暑。用于因中暑而引起的头晕、恶心、腹痛、胃肠不适。

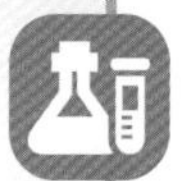

用法用量 口服。一次 2～5mL,儿童酌减。

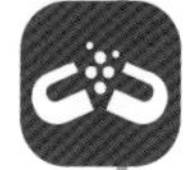

用药禁忌 本品含樟脑,对孕妇和胎儿有害,忌服。
驾驶员、高空作业者慎用。
对本品及酒精过敏者禁用,过敏体质者慎用。
本品性状改变时禁用。

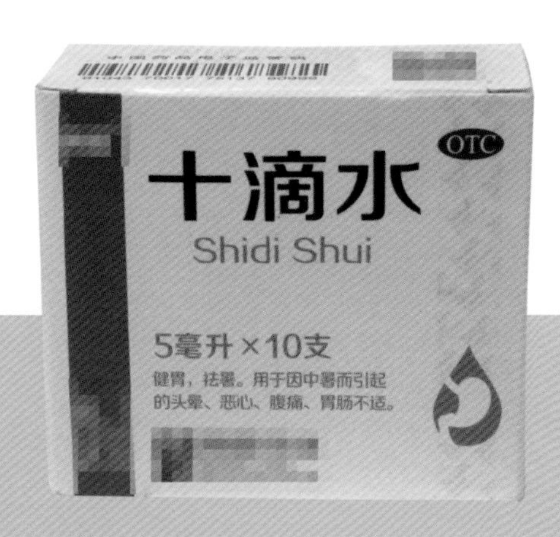

居家贴士

1. 服药 3 天症状无缓解者，应去医院就诊。
2. 严格按用法用量服用，不宜长期服用。
3. 本品亦可外用于去痱子，治疗冻疮。
4. 贮藏建议置遮光容器内密封，置阴凉处。
5. 本品除水剂外，还有酊剂、软胶囊，同为非处方药乙类；《中国药典》兼收软胶囊。
6. 本品和藿香正气水同为家庭常备防暑应急药品，但不宜替换使用。

智慧百科

十滴水和藿香正气水的区别

	主要症状	主要病因
十滴水	头晕恶心、胃肠不适、腹痛	中暑
藿香正气水	头痛晕重、脘腹胀痛、呕吐泄泻等	外感风寒，内伤湿滞

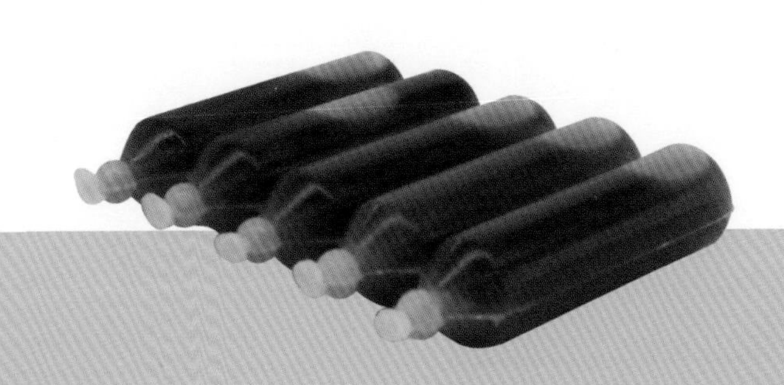

麻仁润肠丸

《中国药典》，《中国国家基本药物目录》，OTC 甲类

处方 火麻仁、苦杏仁（炒）、大黄、木香、陈皮、白芍。

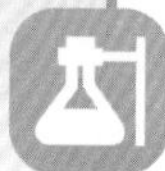

性状 黄褐色的大蜜丸；气微香，味苦、微甘。

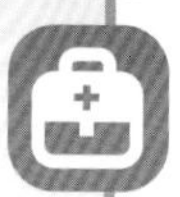

功能主治 润肠通便。用于肠胃积热，胸腹胀满，大便秘结。

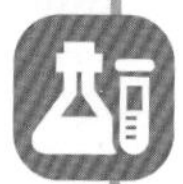

用法用量 口服。一次 1～2 丸，一日 2 次。

用药禁忌 孕妇忌服。
对本品过敏者禁用，过敏体质者慎用。
本品性状改变时禁用。

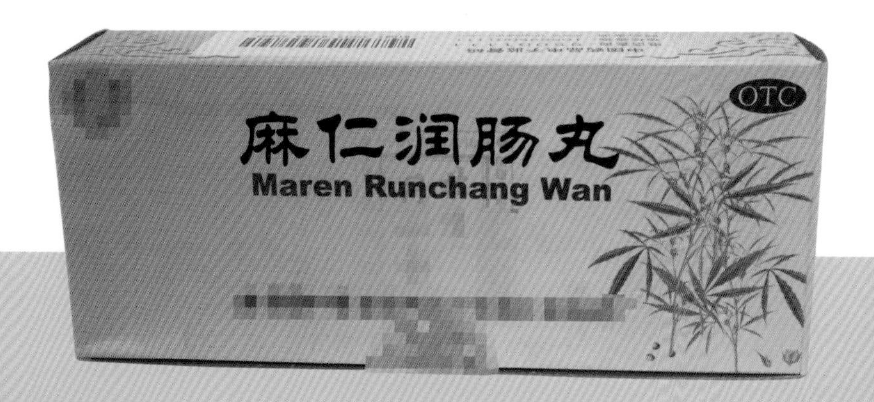

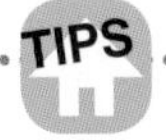

居家贴士

1. 年轻体壮者便秘时不宜服用。
2. 胸腹胀满严重者，发热体温超过 38.5℃的患者，或服药 3 天症状无缓解者，应去医院就诊。
3. 本品有多种剂型，蜜丸、软胶囊剂同为甲类 OTC 药。
4. 另有麻仁丸，与本品名称相似，功效相近，但组方不同，临床适用证候不尽相同，使用时需注意区分。

智慧百科

说说便秘

- 一般医学上将每周排便少于 2 次，同时有强烈的排便不适感称作便秘，根据其症状分为 2 类，一种为大便干燥，另一种为排便障碍性疾病。
- 老年人便秘多是胃肠功能薄弱，摄入食物消化缓慢，肠胃蠕动减弱而引起的。牛黄上清丸等寒冷类的中药短期能祛火，但常吃会损伤肠胃，抑制食欲，使虚弱身体更虚弱，反而加重便秘。

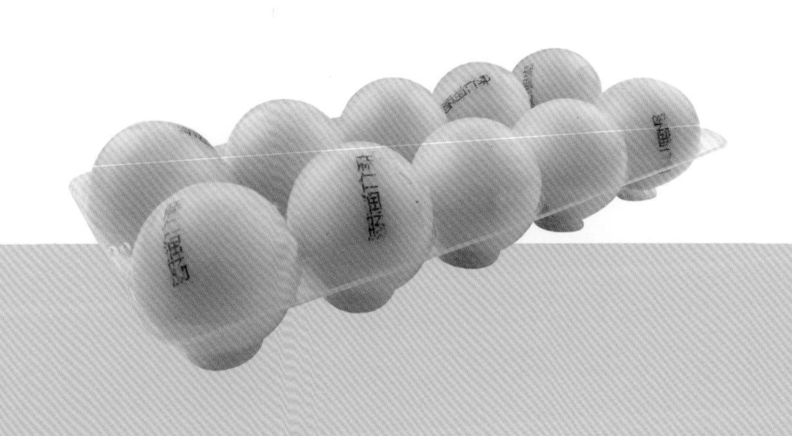

清热剂

黄连上清丸

《中国药典》，《中国国家基本药物目录》，OTC 甲类

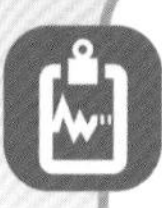

处方　黄连、栀子（姜制）、连翘、蔓荆子（炒）、防风、荆芥穗、白芷、黄芩、菊花、薄荷、酒大黄、黄柏（酒炒）、桔梗、川芎、石膏、旋覆花、甘草。

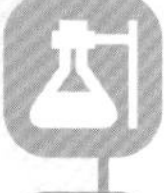

性状　暗黄色至黄褐色的水丸、黄棕色至棕褐色的水蜜丸或黑褐色的大蜜丸。气芳香，味苦。

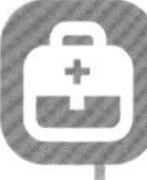

功能主治　散风清热，泻火止痛。用于风热上攻、肺胃热盛所致的头晕目眩、暴发火眼、牙齿疼痛、口舌生疮、咽喉肿痛、耳痛耳鸣、大便秘结、小便短赤。

用法用量　口服。水丸或水蜜丸一次 3～6g，大蜜丸一次 1～2 丸，一日 2 次。

用药禁忌　孕妇忌服。
脾胃虚寒者禁用。
对本品过敏者禁用，过敏体质者慎用。
本品性状改变时禁用。

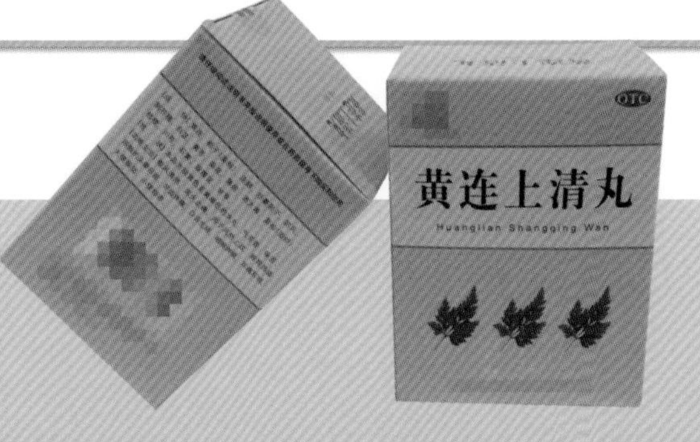

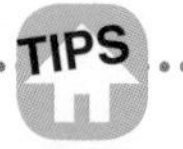

居家贴士

1. 服药后大便次数增多且不成形者，应酌情减量。
2. 服药 3 天症状无缓解者，应去医院就诊。
3. 本品有多种剂型，其中胶囊、颗粒、片剂、丸剂（含不同规格）均为甲类 OTC 药物。
4. 与牛黄上清丸相比较，本品清热除烦及镇惊的功能稍弱，但理头风止头痛功效较强，临床上更适合治疗一般火盛所致的头痛、头晕、目眩、口舌生疮、咽喉肿痛、牙龈红肿、便干口燥等症。

智慧百科

聊聊“三黄”

本品组方中含有黄连、黄芩、黄柏，俗称“三黄”，都有清热泻火的作用，但它们的具体作用又各有不同。黄芩偏于清上焦火，黄连偏于清中焦火，而黄柏则偏于清下焦火。根据其各自的特点，临床上遇有心火、肺火时常先用黄芩，遇有胃火时常选黄连，遇有大肠及膀胱湿热火盛时则多选黄柏治疗。

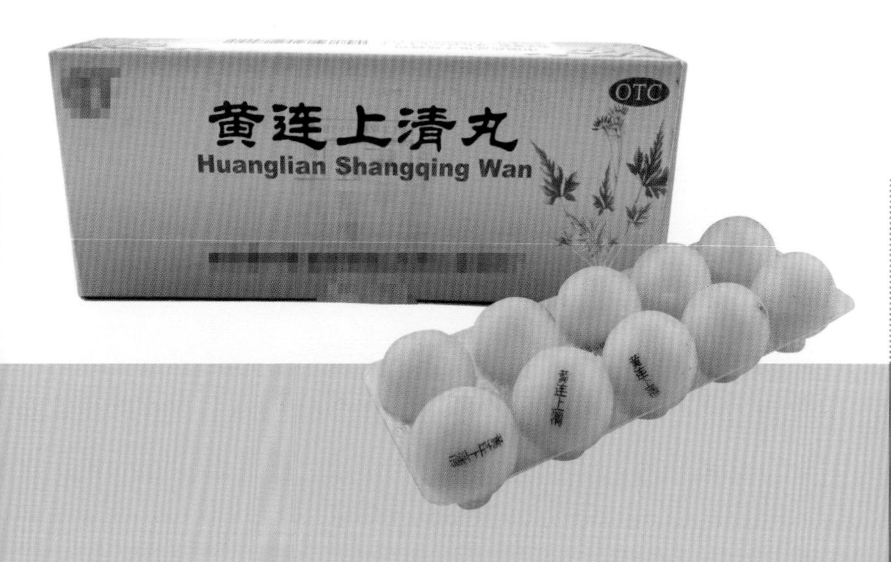

牛黄解毒丸

《中国药典》，《中国国家基本药物目录》，OTC 甲类

处方　　人工牛黄、雄黄、石膏、大黄、黄芩、桔梗、冰片、甘草。

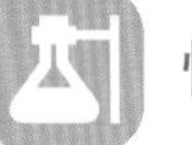

性状　　棕黄色大蜜丸或水蜜丸；有冰片香气，味微甜而后苦、辛。

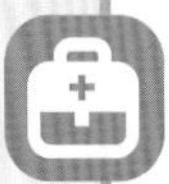

功能主治　　清热解毒。用于火热内盛，咽喉肿痛，牙龈肿痛，口舌生疮，目赤肿痛。

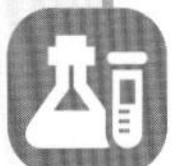

用法用量　　口服。水蜜丸一次 2g，大蜜丸一次 1 丸，一日 2 ~ 3 次。

用药禁忌　　孕妇禁用。
对本品过敏者禁用，过敏体质者慎用。
本品性状改变时禁用。

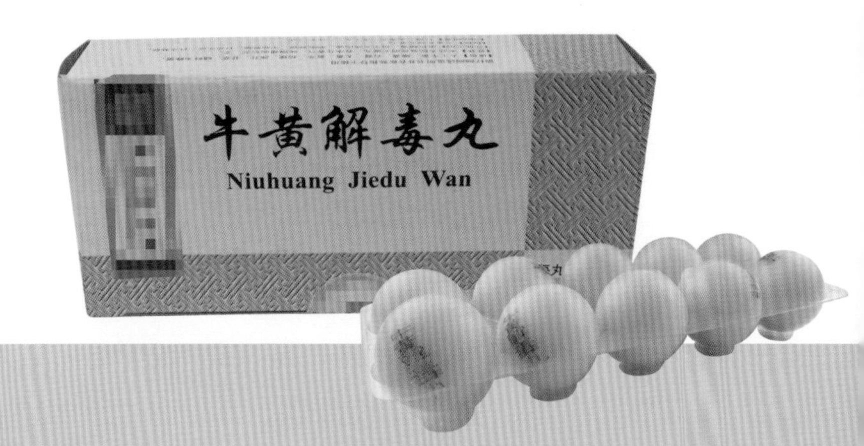

居家贴士

1. 本品不宜久服，需注意药物的合用问题。
2. 不宜与海藻、大戟、甘遂、芫花，以及防风通圣丸配伍应用。
3. 不宜与水合氯醛、吗啡、苯巴比妥等药物合用，以免加强昏睡、呼吸中枢抑制等急性中毒症状。
4. 不宜与四环素类、磷酸盐类、硫酸盐类、硝酸盐类、亚硝酸盐类、亚铁类、异烟肼类等药物合用，以免增强雄黄毒性。
5. 不宜与强心苷类、磺胺类、氨基糖苷类、大环内酯类抗菌药、奎尼丁、酶制剂、阿司匹林类、抗酸药、噻嗪类利尿药、降糖药及其他含砷中药制剂合用。
6. 不宜与含生物碱、金属离子的药物合用。
7. 不宜与含钙的牛奶、乳制品同服。
8. 本品有多种剂型，其中片剂亦为OTC甲类药，《中国药典》收载丸剂、片剂。

智慧百科

服用中成药的常见误区

误区	析因
中成药安全无毒	大多中药安全性较好，也有部分含有毒性成分，尤其是动物类、矿物类药
中药起效慢，宜久服	具体的服用时间应当依据病情需要而定。通常而言，慢病久医，补益宜缓；而毒药、猛药则病终即止，不宜久服，以免损伤正气，造成中毒等不良反应
多药合用，以增强疗效	药物的合用，需相辅为用，不能随意合用。中成药间的合用需注意是否有相反、相畏的成分；中西药的合用，需注意疗效相反者不宜合用，毒副作用相似者不能合用，以免增强毒性
随意加减量服用	药物必须按时按量服用才能正确发挥疗效，中成药亦然，否则或无效，或引起不良反应

牛黄上清丸

《中国药典》，《中国国家基本药物目录》，OTC 甲类

处方 人工牛黄、薄荷、菊花、荆芥穗、白芷、川芎、栀子、黄连、黄柏、黄芩、大黄、连翘、赤芍、当归、地黄、桔梗、甘草、石膏、冰片。

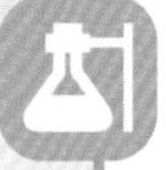

性状 红褐色至黑褐色的大蜜丸或棕黄色至深棕色的水丸；气芳香，味苦。

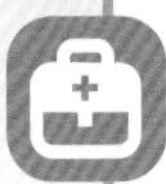

功能主治 清热泻火，散风止痛。用于热毒内盛、风火上攻所致的头痛眩晕、目赤耳鸣、咽喉肿痛、口舌生疮、牙龈肿痛、大便燥结。

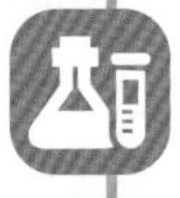

用法用量 口服。水丸一次 3g；大蜜丸一次 1 丸，一日 2 次。

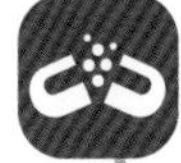

用药禁忌 孕妇慎用。
对本品过敏者禁用，过敏体质者慎用。
本品性状改变时禁用。

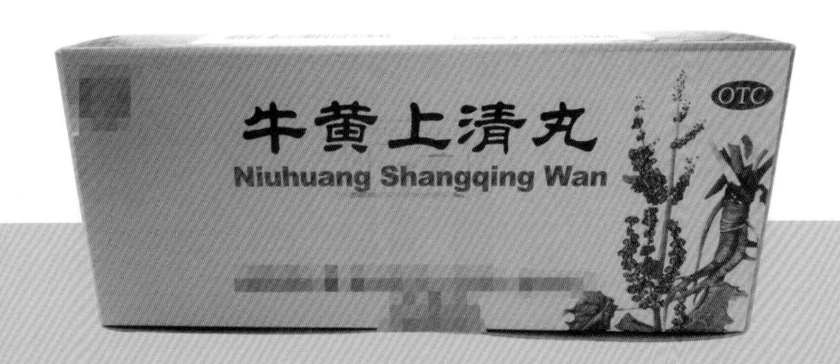

居家贴士

1. 本品不宜久服。
2. 服药后大便次数增多且不成形者，应酌情减量。
3. 服药 3 天症状无缓解者，应去医院就诊。
4. 本品有多种剂型，包括蜜丸、片剂、硬胶囊剂均为甲类 OTC 药，《中国药典》收载丸剂、片剂。

智慧百科

人工牛黄与天然牛黄

- 牛黄，指黄牛或水牛的干燥胆囊结石，别名“丑宝”，《神农本草经》将其列为中品收载，“主惊痫寒热，热盛狂痓，除邪逐鬼”。
- 天然牛黄，完整者呈卵形，质轻，表面金黄至黄褐色，细腻而有光泽，气清香，味微苦而后甜，性凉。常用于解热、解毒、定惊，内服治高热神昏，小儿惊风等症，外用治咽喉肿痛、口疮痈肿等。天然牛黄因稀少而珍贵，国际上的价格要高于黄金。
- 人工牛黄，是由牛胆汁或猪胆汁经人工提取制成的浅棕色或金黄色粉末，是一种牛黄代用品。成分上含有天然牛黄中的胆红素、胆酸、胆固醇、无机盐等成分；功效上亦有清心，豁痰，开窍，凉肝，息风，解毒之用；价格却不到天然牛黄的 0.5%。但一般认为人工牛黄的功效不及天然牛黄。

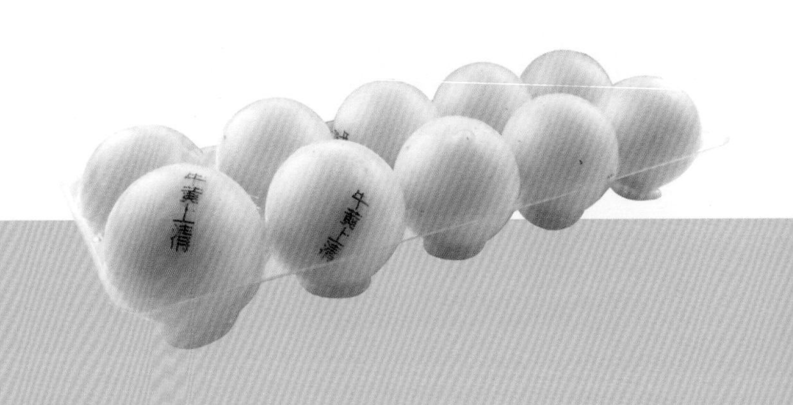

双黄连口服液

《中国药典》，《中国国家基本药物目录》，OTC 甲类

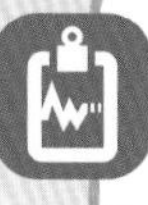

处方　金银花、黄芩、连翘。

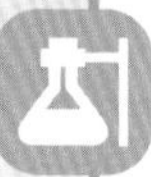

性状　棕红色的澄清液体；味甜，微苦。

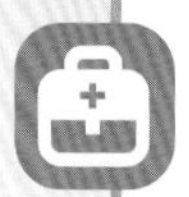

功能主治　疏风解表，清热解毒。用于外感风热所致的感冒，症见发热、咳嗽、咽痛。

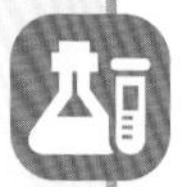

用法用量　口服。一次 20mL，一日 3 次；小儿酌减或遵医嘱。

用药禁忌　对本品过敏者禁用，过敏体质者慎用。
本品性状改变时禁用。

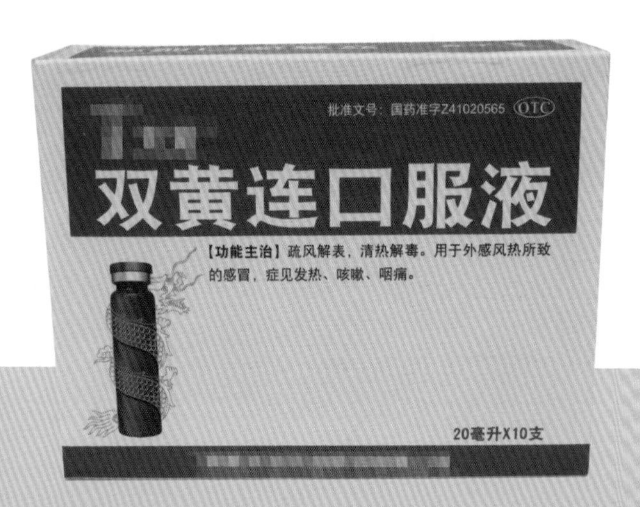

居家贴士

1. 风寒感冒者不适用。
2. 如需连续服用本品，应向医师咨询。
3. 发热体温超过 38.5℃的患者，或服药 3 天症状无缓解者，应去医院就诊。
4. 本品有多种剂型，其中合剂、栓剂亦为甲类 OTC 药，软胶囊剂为乙类 OTC 药；《中国药典》收载口服液、片剂、栓剂、颗粒剂。

智慧百科

双黄连里无黄连

本品以双黄连命名，并且药又有苦味，很多人误以为含有黄连成分。实际上，本品组方金银花、黄芩、连翘三味，其中金银花又有别名“双花”，配方取每个药材第一个字，合称为“双黄连”。取首字是中药药方的常用命名方式之一。

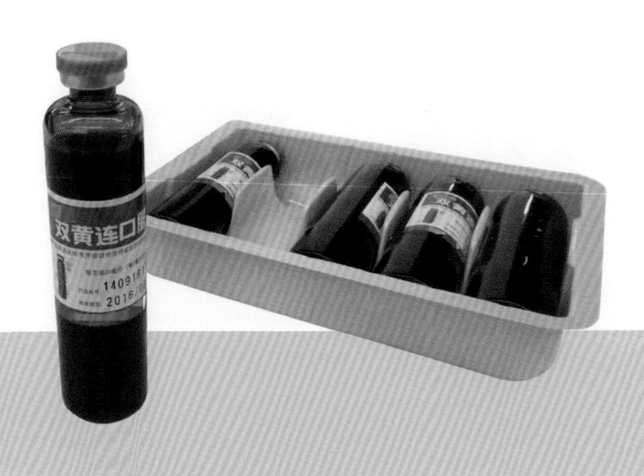

板蓝根颗粒

《中国药典》，《中国国家基本药物目录》，OTC 乙类

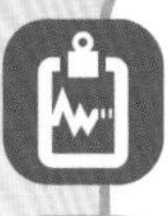

处方 板蓝根。

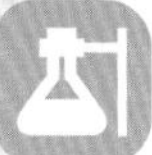

性状 浅棕黄色至棕褐色的颗粒；味甜、微苦，或味微苦（无糖）。

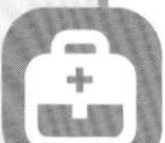

功能主治 清热解毒，凉血利咽。用于肺胃热盛所致的咽喉肿痛、口咽干燥、腮部肿胀；急性扁桃腺炎、腮腺炎见上述证候者。

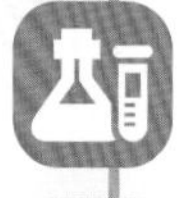

用法用量 开水冲服。一次 5～10g，或一次 3～6g（无蔗糖），一日 3～4 次。

用药禁忌 对本品过敏者禁用，过敏体质者慎用。
本品性状改变时禁用。

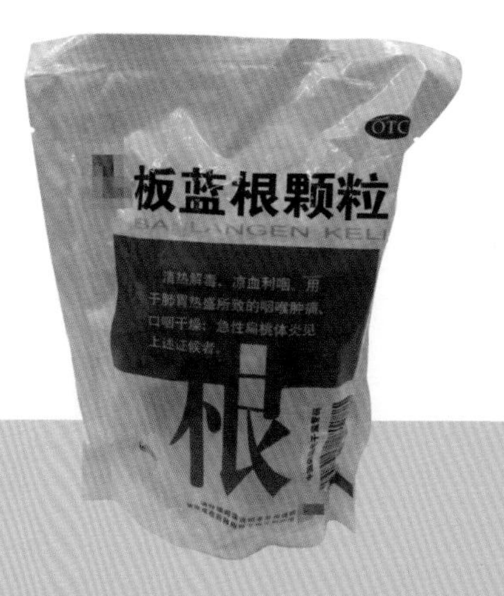

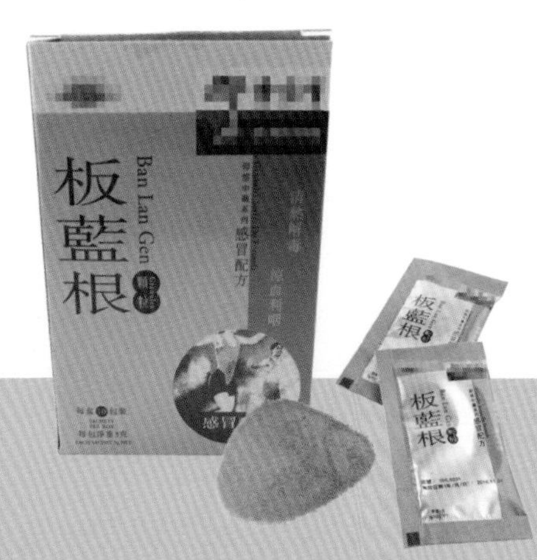

居家贴士

1. 风寒感冒者不宜使用。
2. 扁桃腺有化脓，或发热体温超过38.5℃的患者，或服药3天症状无缓解者，应去医院就诊。
3. 本品有多种剂型，其中茶剂、咀嚼片、颗粒剂（冲剂）含片，以及复方板蓝根胶囊、颗粒，南板蓝根颗粒（冲剂）、复方南板蓝根颗粒（冲剂）与片剂均为乙类 OTC 药。

智慧百科

SARS 与 H_1N_1 的回顾

- 2003 年，SARS 从中国广东蔓延到东南亚乃至全球，造成数千人感染或死亡。曾有 SARS 轻度患者以为自己得了普通感冒而服用板蓝根得以治愈，原本低廉的中药也因此变得奇货可居，甚至一度脱销。SARS（Severe acute respiratory syndrome），即急性呼吸系统综合征，是由冠状病毒的一个变种所引起的非典型肺炎。现代药理研究显示，板蓝根确有一定的抗菌、抗病毒的功效。但它性味苦寒，不适于日常久服，可能未增强免疫力反损人体正气。

- 2009 年，H_1N_1 疫情从墨西哥爆发，迅速席卷全球，造成了近万人死亡。H_1N_1，指血球凝集素（Hemagglutinin, H）第 1 型与神经氨酸酶（Neuraminidase, N）第 1 型病毒，是原本以猪为宿主的流感病毒，又称“猪流感”“甲流”。虽然板蓝根对 H_1N_1 的治疗显得力不从心，但中药对于预防流感依然能起到积极作用。

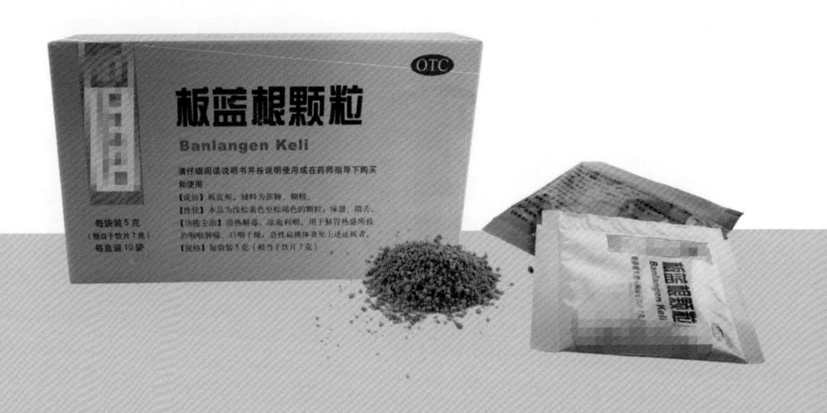

温里剂

附子理中丸

《中国药典》，《中国国家基本药物目录》，OTC 甲类

处方 附子（制）、党参、白术（炒）、干姜、甘草。

性状 棕褐色至棕黑色的水蜜丸，棕褐色或黑褐色大蜜丸；气微，味微甜而辛辣。

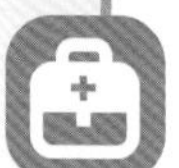

功能主治 温中健脾。用于脾胃虚寒，脘腹冷痛，呕吐泄泻，手足不温。

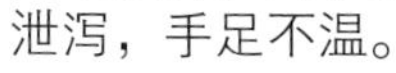

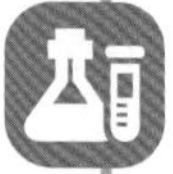

用法用量 口服。水蜜丸一次 6g，大蜜丸一次 1 丸，一日 2～3 次。

用药禁忌 孕妇慎用。
对本品过敏者禁用，过敏体质者慎用。
本品性状改变时禁用。

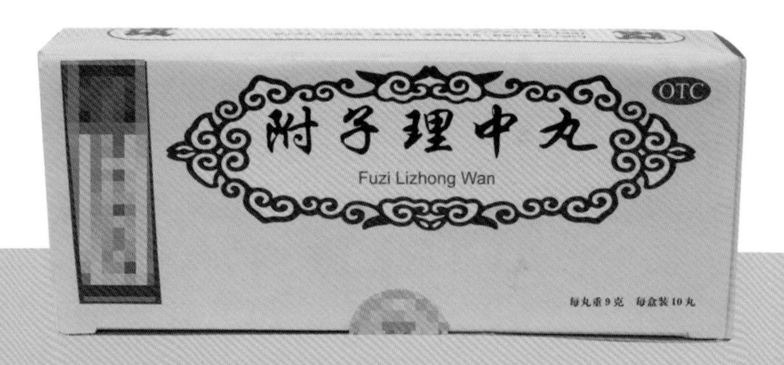

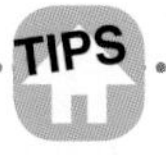

居家贴士

1. 感冒发热病人不宜服用。
2. 服药期间忌食不易消化食物。
3. 本品适用于虚证类患者，不适用于急性肠胃炎、泄泻兼有大便不畅、肛门灼热者。
4. 本品含有附子，服药后如有血压增高、头痛、心悸等症状，应立即停药并去医院就诊。
5. 慢性肠胃炎、泄泻患者服药 2 周后症状未改善者，以及吐泻严重者应及时去医院就诊。
6. 本品有多种剂型，包括浓缩丸、蜜丸、片剂、合剂，均为甲类 OTC 药。

智慧百科

服中药时的饮食禁忌

俗话说“吃药不忌口，坏了大夫手”。忌口，可谓是中医治病的一个特点。例如，服人参忌萝卜；荆芥忌鱼蟹；伤风感冒期间或小儿出疹未透，不宜食生冷、酸涩、油腻的食物；气滞胸闷时，不宜食豆类、白薯；水肿病人需少食食盐；哮喘、过敏性皮炎病人，需少吃猪头肉、鱼、虾、蟹等“发物”。一般原则如下：

病证	用药	禁忌
热证	清热类	热性食物，如葱、蒜、胡椒、羊肉等
寒证	温中类	寒性食物，如各类生冷制品等
多数病症	—	生冷、油腻、腥臭、刺激性食物

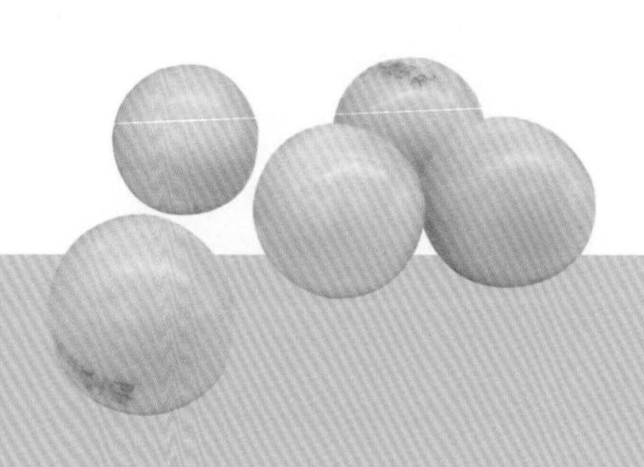

香砂养胃丸

《中国药典》，《中国国家基本药物目录》，OTC 甲类

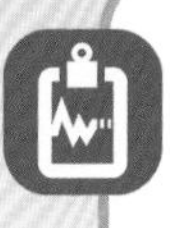

处方 木香、砂仁、白术、陈皮、茯苓、半夏（制）、香附（醋制）、枳实（炒）、豆蔻（去壳）、厚朴（姜制）、广藿香、甘草。

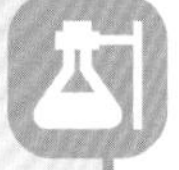

性状 黑色的水丸，除去包衣后显棕褐色；气微，味辛、微苦。

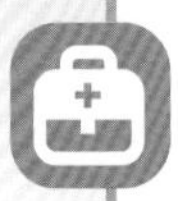

功能主治 温中和胃。用于胃阳不足、湿阻气滞所致的胃痛、痞满，症见胃痛隐隐、脘闷不舒、呕吐酸水、嘈杂不适、不思饮食、四肢倦怠。

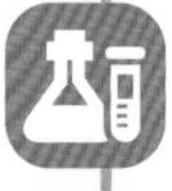

用法用量 口服。一次 9g，一日 2 次。

用药禁忌 对本品过敏者禁用，过敏体质者慎用。
本品性状改变时禁用。

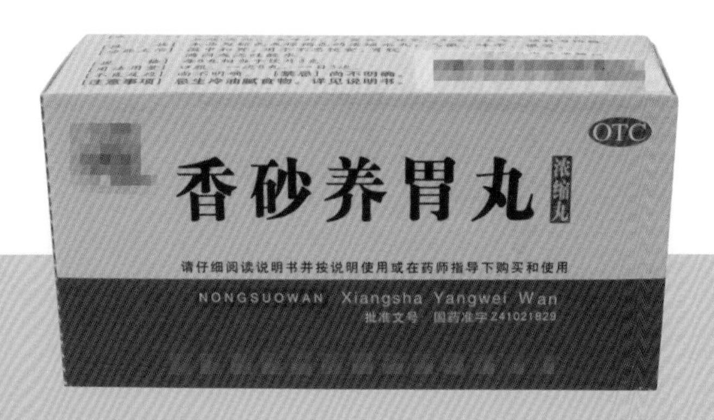

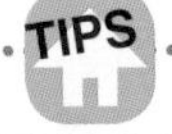

居家贴士

1. 本品宜用温开水送服。
2. 胃痛症见胃部灼热，隐隐作痛，口干舌燥者不宜用，胃痛严重者，应及时去医院就诊。
3. 欲长期连续服用本品，应向医师咨询。
4. 服药 3 天后症状无改善，或服药期间症状加重，应去医院就诊。
5. 近年来发现本品对呼吸道感染、胃与十二指肠溃疡等病也有一定疗效。
6. 本品有多种剂型，包括水丸、浓缩丸、颗粒剂（冲剂）、硬胶囊剂、软胶囊剂、乳剂、口服液。

智慧百科

几种常见的胃部不适症状及病因

- **胃痛**：多由于胃酸刺激胃黏膜而产生；或由于变质食物引起细菌感染造成急性胃炎。
- **反酸**：胃内酸性内容物返流造成，或由于胃酸分泌过多引起。
- **胃灼烧**：胃酸分泌过多或胃黏膜对酸的敏感性增加而引起。
- **烧心**：胃内酸性内容物返流刺激食管黏膜产生胸骨后的灼热感。

上述症状常见于功能性消化不良、反流性食管炎、胃及十二指肠溃疡或慢性胃炎。

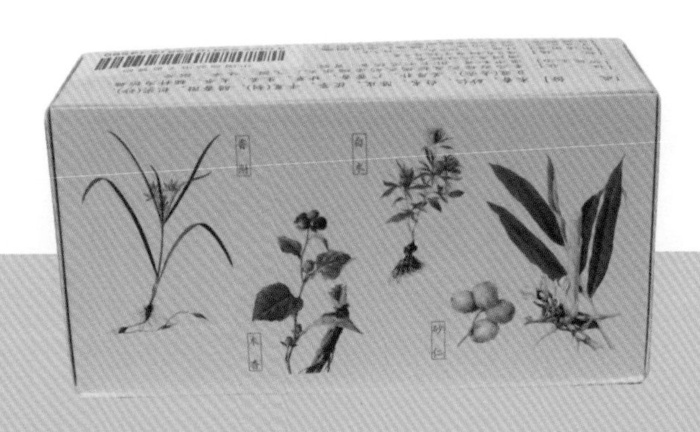

止咳、平喘剂

通宣理肺丸

《中国药典》，《中国国家基本药物目录》，OTC 甲类

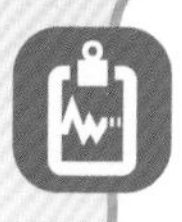

处方 紫苏叶、前胡、桔梗、苦杏仁、麻黄、甘草、陈皮、半夏（制）、茯苓、枳壳（炒）、黄芩。

性状 黑棕色至黑褐色的水蜜丸或大蜜丸；味微甜、略苦。

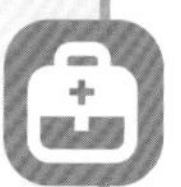

功能主治 解表散寒，宣肺止咳。用于风寒束表、肺气不畅所致的感冒咳嗽，症见发热、恶寒、咳嗽、鼻塞流涕、头痛、无汗、肢体酸痛。

用法用量 口服。水蜜丸一次 7g，大蜜丸一次 2 丸，一日 2～3 次。

用药禁忌 孕妇禁用。
高血压、心脏病患者慎用。
对本品过敏者禁用，过敏体质者慎用。
本品性状改变时禁用。

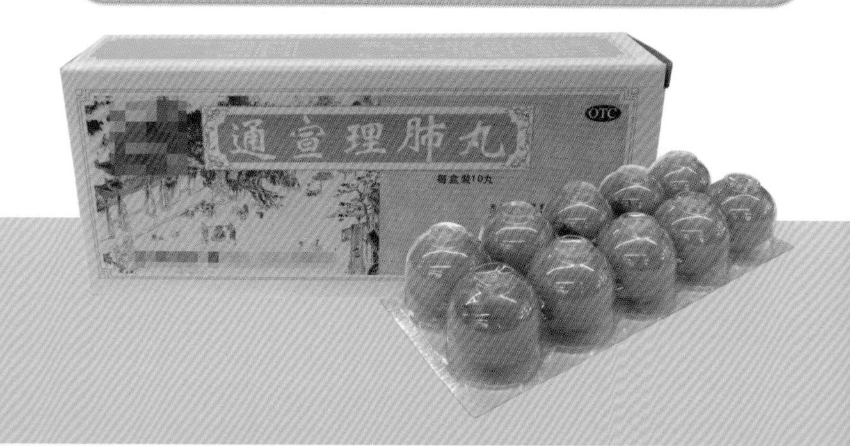

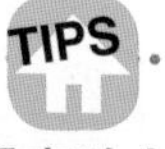

居家贴士

1. 风热或痰热咳嗽、阴虚干咳者不适用。
2. 有支气管扩张、肺脓疡、肺心病、肺结核患者出现咳嗽时应去医院就诊。
3. 发热体温超过 38.5℃的患者，或出现喘促气急者，或咳嗽加重、痰量明显增多者，应去医院就诊。
4. 本品有多种剂型，包括蜜丸、浓缩丸、颗粒剂（冲剂）、煎膏剂（膏滋）、硬胶囊剂、口服液、片剂，均为甲类 OTC 药。

智慧百科

咳嗽不用急止咳

- 咳嗽，是呼吸系统疾病的一种临床症状，也是一种人体自身保护性反射反应，即机体的一种防卫性功能。通过咳嗽，可以将呼吸道内异物和病理性分泌物排出体外，起到排除异物、清洗呼吸道的作用。
- 对于伴有咯痰的咳嗽患者来说，咳嗽很必要。痰液是下呼吸道发生炎症时分泌的黏液和脓液的混合物，机体通过保护性反射活动即咳嗽将痰液排出。如果单独使用止咳药，尤其是中枢性镇咳药，会中断咳嗽反射，造成痰液潴留在呼吸道内，堵塞呼吸道，进而引起继发性细菌感染。因此，多痰性咳嗽应以祛痰为主、止咳为辅进行治疗。

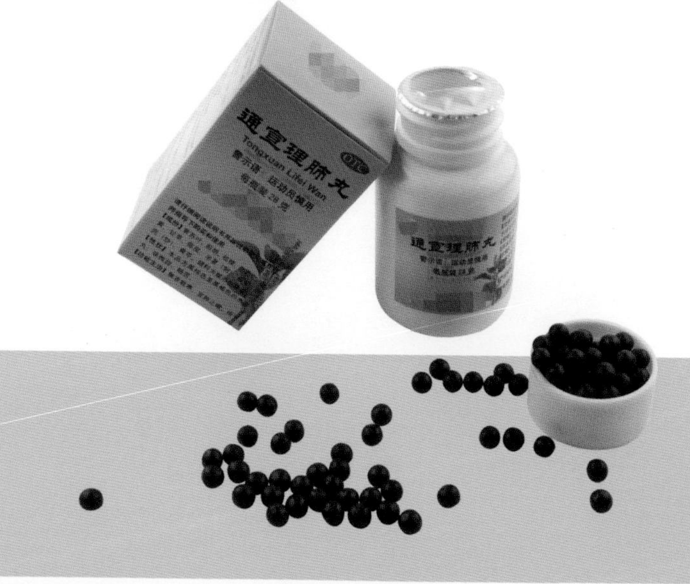

蛇胆川贝胶囊

《中国药典》，OTC 甲类

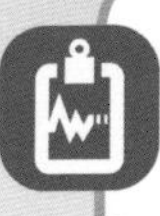

处方 蛇胆汁、川贝母。

性状 硬胶囊，内容物为浅黄色至浅棕色粉末；味甘、微苦。

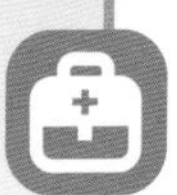

功能主治 清肺，止咳，祛痰。用于肺热咳嗽，痰多。

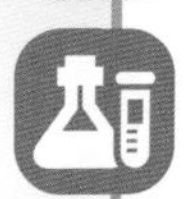

用法用量 口服。一次 1～2 粒，一日 2～3 次。

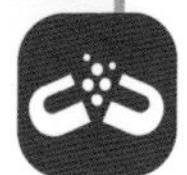

用药禁忌 孕妇、体质虚弱者慎用。
对本品过敏者禁用，过敏体质者慎用。
本品性状改变时禁用。

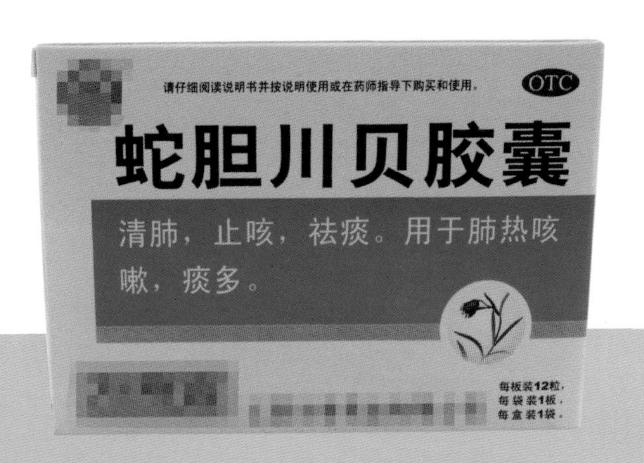

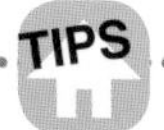

居家贴士

1. 本品适用于肺热咳嗽，表现为咳嗽，咯痰不爽，痰黏稠。
2. 支气管扩张、肺脓疡、肺心病、肺结核患者应在医师指导下服用。
3. 服用一周病症无改善，或服药期间患者出现高热、体温超过38℃、喘促气急，或咳嗽加剧、痰量明显增多者，应停止服用去医院就诊。
4. 本品有多种剂型，其中含片、胶囊、散剂及口服液为乙类OTC药，蛇胆川贝枇杷膏为甲类OTC药；《中国药典》兼收软胶囊剂与散剂。
5. 本品同类产品居多，如OTC乙类的牛黄蛇胆川贝胶囊（散、口服液），以及OTC甲类的三蛇胆川贝片（膏、糖浆）等，治疗时需根据各自证候特征进行选用。

智慧百科

咳嗽的常见分类

中医通常将咳嗽分为风热、风寒、痰湿、痰热、阴虚燥热五个证型。

证型	症状表现
风寒	咳嗽痰稀，气急咽痒，伴有头痛、鼻塞、流清涕、怕冷、稍有发热、无汗、肢体酸痛等
风热	咳嗽气粗，或咳痰黏稠或黄稠，咯痰不爽，常伴发热、口干、咽喉疼痛等
痰湿	咳嗽痰多，咳声重浊，痰白黏腻或稠厚或稀薄，早晨咳嗽咯痰尤甚，喉间常呼噜作响，胸闷吐清水，不想吃东西等
痰热	咳声连连，痰少质黏，难以咯出，发热咽干口渴，胸闷胁痛气喘等
阴虚燥热	干咳少痰，或痰中带血丝，不易咯出，咽干或疼痛等

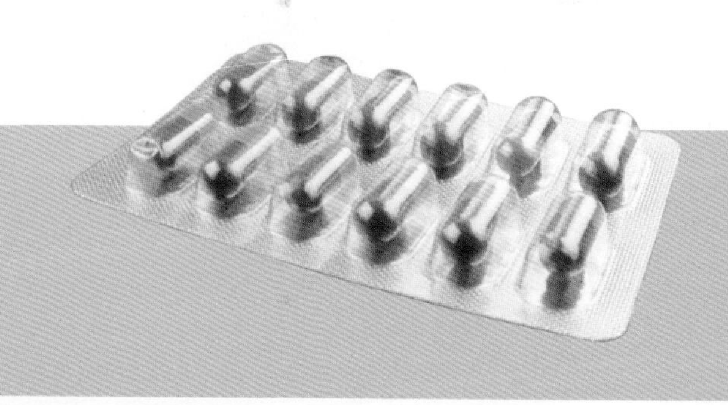

蛇胆陈皮散

《中国药典》，OTC 乙类

处方　蛇胆汁、陈皮（蒸）。

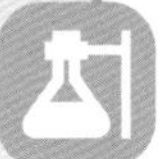

性状　黄棕色至红棕色的粉末；气微香，味甘、微辛、微苦。

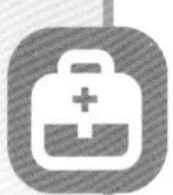

功能主治　理气化痰，祛风和胃。用于痰浊阻肺，胃失和降，咳嗽，呕逆。

用法用量　口服。一次 0.3～0.6g，一日 2～3 次。

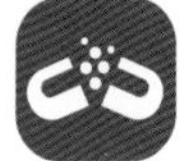

用药禁忌　对本品过敏者禁用，过敏体质者慎用。
本品性状改变时禁用。

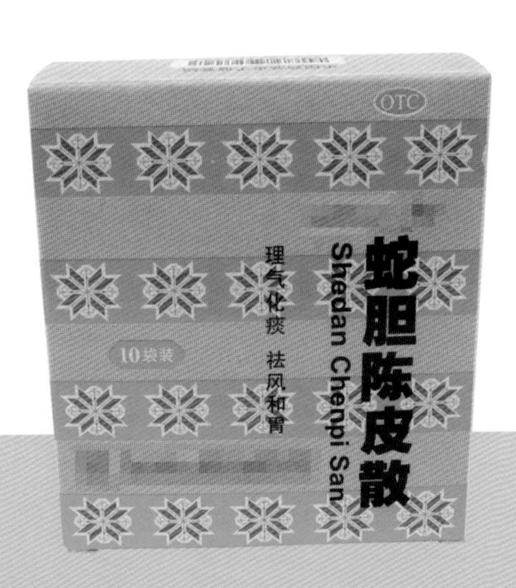

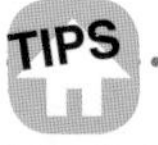

居家贴士

1. 本品适用于风寒咳嗽、痰多呕逆。
2. 支气管扩张、肺脓疡、肺心病、肺结核患者出现咳嗽时应去医院就诊。
3. 服用一周病症无改善，或服药期间患者发热体温超过 38.5℃，或出现喘促气急，或咳嗽加剧、痰量明显增多者，应停止服用去医院就诊。
4. 本品有多种剂型，其中胶囊、口服液、片剂、液剂同为乙类 OTC 药；《中国药典》兼收片剂、胶囊。

智慧百科

陈皮越久越好吗

- 陈皮具有理气健脾、燥湿化痰的功能，《神农本草经》中列为上品收载，沿用至今逾两千年。对于陈皮的应用，《名医别录》中首次提出“陈久者良”。现代研究发现，陈皮的药效和贮藏时间确有紧密联系。其中挥发油类成分在贮藏 1 年后比新鲜药材能明显提高；黄酮类，尤其是主要活性成分之一橙皮苷则存放时间越长含量越高。
- 除陈皮外，还有枳壳、半夏、麻黄、吴茱萸、狼毒六种中药，合称“六陈”，皆宜用陈品（始见于《证类本草》）。需注意的是，这些药材宜用陈品，并不是无期限放置，过久依然会变质失效。

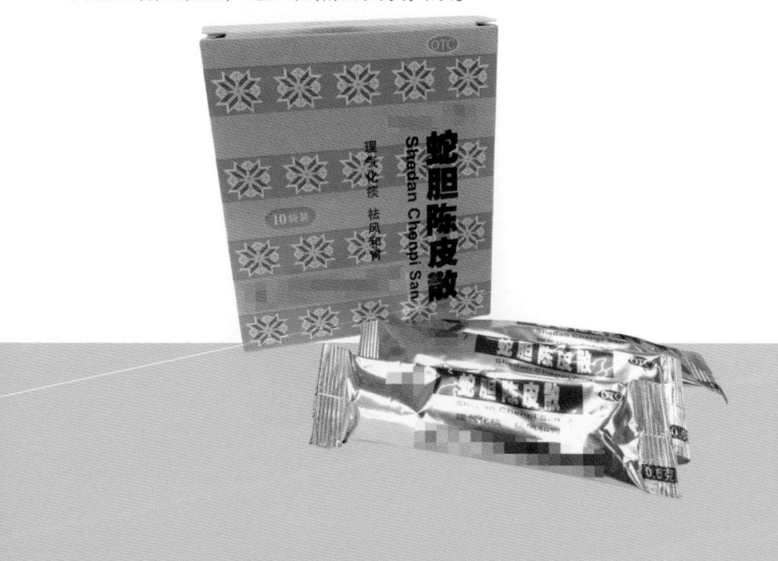

橘红丸

《中国药典》，《中国国家基本药物目录》，OTC 甲类

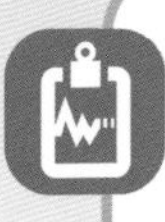

处方 化橘红、陈皮、半夏（制）、茯苓、甘草、桔梗、苦杏仁、紫苏子（炒）、紫菀、款冬花、瓜蒌皮、浙贝母、地黄、麦冬、石膏。

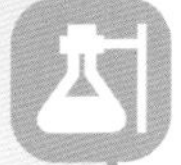

性状 棕褐色的水蜜丸、小蜜丸、大蜜丸；气微香，味甜、微苦。

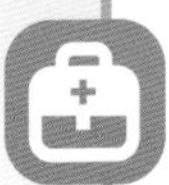

功能主治 清肺，化痰，止咳。用于痰热咳嗽，痰多，色黄黏稠，胸闷口干。

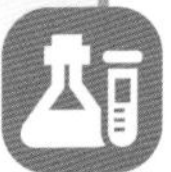

用法用量 口服。水蜜丸一次 7.2g，小蜜丸一次 12g，大蜜丸一次 2 丸或 4 丸，一日 2 次。

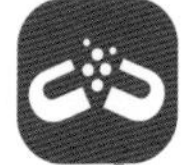

用药禁忌 对本品过敏者禁用，过敏体质者慎用。本品性状改变时禁用。

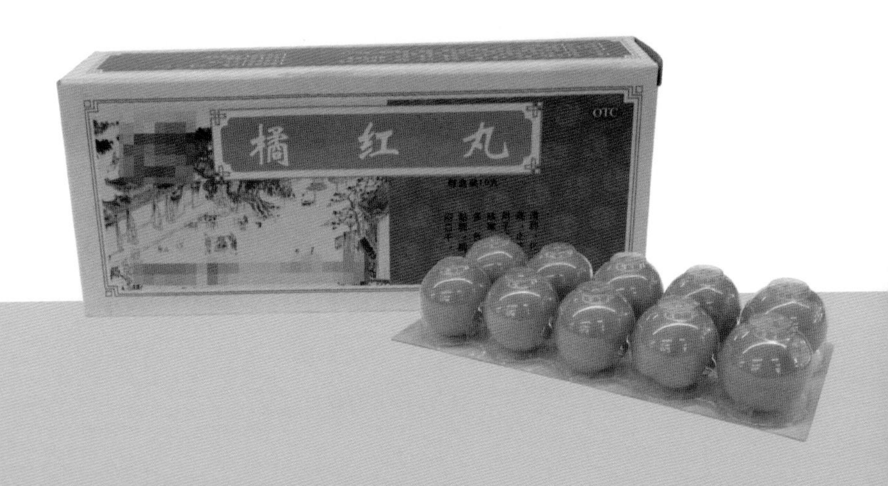

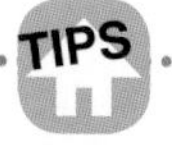

居家贴士

1. 本品适用于痰湿咳嗽。气虚咳喘、阴虚燥咳者不宜使用本品。
2. 支气管扩张、肺脓疡、肺心病、肺结核患者出现咳嗽时应去医院就诊。
3. 服用 3 天病症无缓解，或服药期间患者发热体温超过 38.5℃，或出现喘促气急，或咳嗽加剧、痰量明显增多者，应停止服用去医院就诊。
4. 本品有多种剂型，其中胶囊、片剂、丸剂为甲类 OTC 药。
5. 本品同类产品居多，如乙类 OTC 的橘红枇杷片，甲类 OTC 的橘红梨膏、橘红痰咳煎膏 / 颗粒 / 液、止咳橘红胶囊 / 口服液 / 丸等，临床应用时需注意各药的对应证候。

智慧百科

咳嗽的辅助治疗

- 如果患者是由于感冒或流感引起的咳嗽、咯痰，则应卧床休息，多喝水，适当补充维生素，注意口腔卫生。
- 所有咳嗽患者均需注意禁烟酒，忌食辛辣、生冷、油腻食物。
- 属于痰热咳嗽者宜食冬瓜、薏米等；阴虚肺燥咳嗽者宜食梨、百合等。

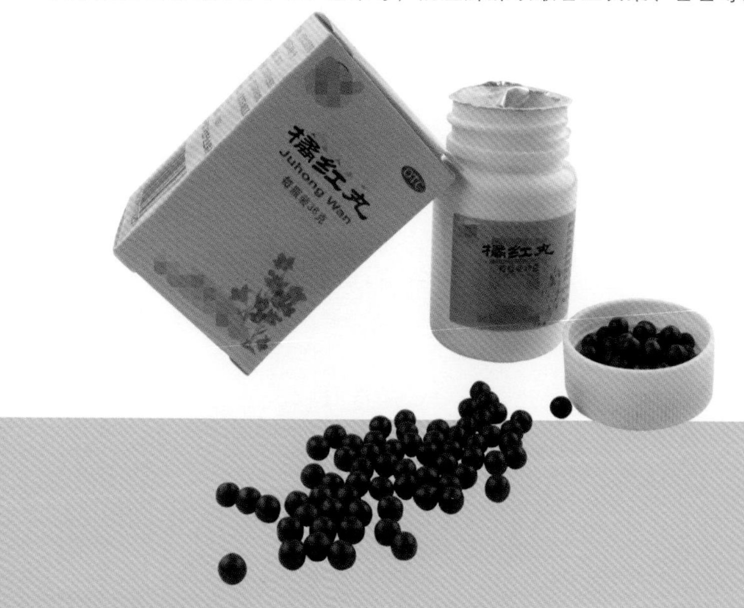

养阴清肺丸

《中国药典》，《中国国家基本药物目录》，OTC 甲类

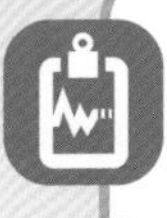

处方　地黄、麦冬、玄参、川贝母、白芍、牡丹皮、薄荷、甘草。

性状　棕黑色至黑色的大蜜丸或水蜜丸，味甜、微苦。

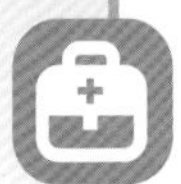

功能主治　养阴润燥，清肺利咽。用于阴虚肺燥，咽喉干痛，干咳少痰或痰中带血。

用法用量　口服。水蜜丸一次 6g，大蜜丸一次 1 丸，一日 2 次。

用药禁忌　对本品过敏者禁用，过敏体质者慎用。
本品性状改变时禁用。

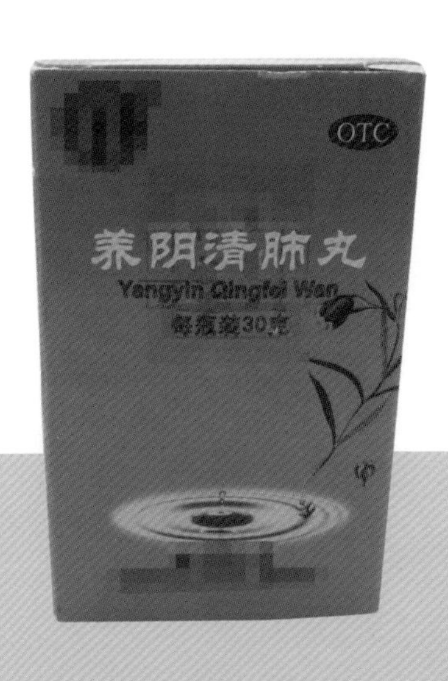

居家贴士

1. 支气管扩张、肺脓疡、肺心病、肺结核患者出现咳嗽时应去医院就诊。
2. 服用 7 天病症无缓解，或服药期间患者发热体温超过 38.5℃，或出现喘促气急，或咳嗽加剧、痰量明显增多者，应停止服用去医院就诊。
3. 本品有多种剂型，其中煎膏剂、颗粒剂（冲剂）、糖浆剂、合剂、蜜丸、口服液同属于甲类 OTC 药。

智慧百科

如何正确选购止咳药

简言之，依据其证候表现的不同而辨证施治与选药。

类别示例	成药选列
风热咳嗽	止咳定喘口服液、橘红片、川贝止咳露、川贝枇杷糖浆等
风寒咳嗽	通宣理肺口服液、半夏止咳糖浆、蛇胆陈皮胶囊、风寒咳嗽丸等
肺虚咳嗽	秋梨润肺膏、川贝二冬膏、理气定喘丸、润肺膏等
燥邪咳嗽	川贝清肺糖浆、养阴清肺膏、蜜炼川贝枇杷膏、罗汉果玉竹冲剂等

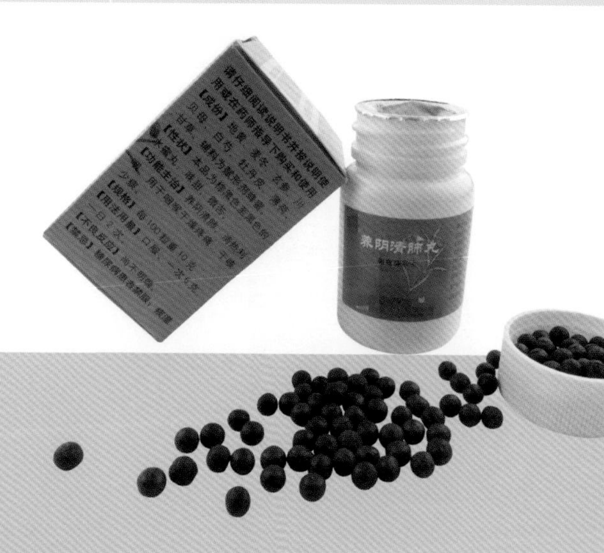

蛤蚧定喘丸

《中国药典》，《中国国家基本药物目录》，OTC 甲类

处方 蛤蚧、瓜蒌子、紫菀、麻黄、鳖甲（醋制）、黄芩、甘草、麦冬、黄连、百合、紫苏子（炒）、石膏、苦杏仁（炒）、石膏（煅）。

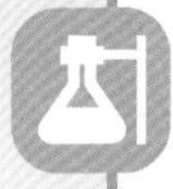

性状 棕色至棕黑色水蜜丸、黑褐色小蜜丸或大蜜丸；气微，味苦、甜。

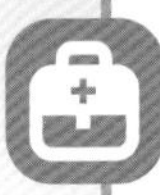

功能主治 滋阴清肺，止咳平喘。用于肺肾两虚，阴虚肺热所致的虚劳久咳、年老哮喘、气短烦热、胸满郁闷、自汗盗汗。

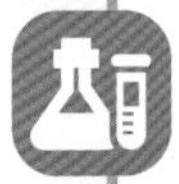

用法用量 口服。水蜜丸一次 5～6g，小蜜丸一次 9g，大蜜丸一次 1 丸，一日 2 次。

用药禁忌 高血压、心脏病患者慎用。
对本品过敏者禁用，过敏体质者慎用。
本品性状改变时禁用。

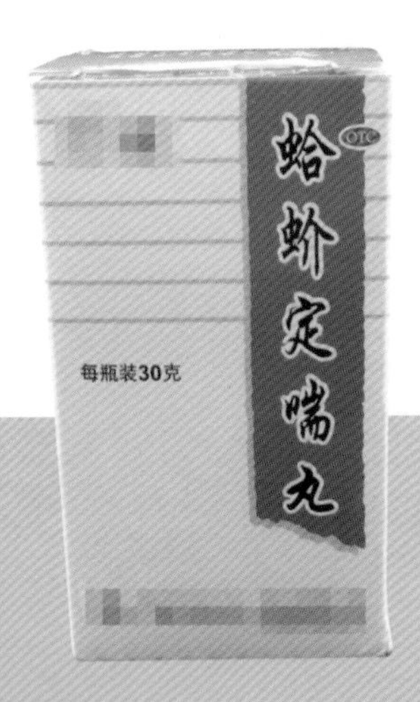

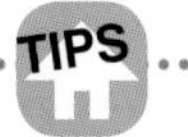

居家贴士

1. 本品适于虚劳咳嗽，咳嗽新发者不适用。
2. 支气管扩张、肺脓疡、肺心病、肺结核患者出现咳嗽时应去医院就诊。
3. 若哮喘急性发作或胸闷严重者应及时去医院就诊。
4. 服用 7 天病症无缓解，或服药期间患者发热体温超过 38.5℃，或出现喘促气急，或咳嗽加剧、痰量明显增多者，应停止服用去医院就诊。
5. 本品胶囊剂与丸剂同为甲类 OTC 药。

智慧百科

哮喘与咳嗽的区别

	咳嗽	哮喘
概念	呼吸系统疾病的一种临床症状	支气管哮喘，多种细胞参与的慢性气管炎症
机制	呼吸道黏膜受到刺激，引起咳嗽中枢保护性反射冲动	气管对各种刺激的反应性增高，受到刺激后引起可逆性的通气障碍症状
诱因	疾病炎症产生的痰液；偶然吸入的气体、尘埃等	过敏性因素：花粉、烟雾、食物等；非过敏性因素：疾病、遗传、药物等
症状	与诱因相关，轻咳、干咳，或伴有白、黄、浓、淡痰液	鼻痒、喉痒、胸闷、气急等突发性急性呼吸困难；个别严重者可能持续状态，端坐呼吸，颈静脉怒张，口唇、指（趾）紫绀等
防治	了解病因，对因治疗，同时镇咳祛痰，缓解症状	抗炎、解痉

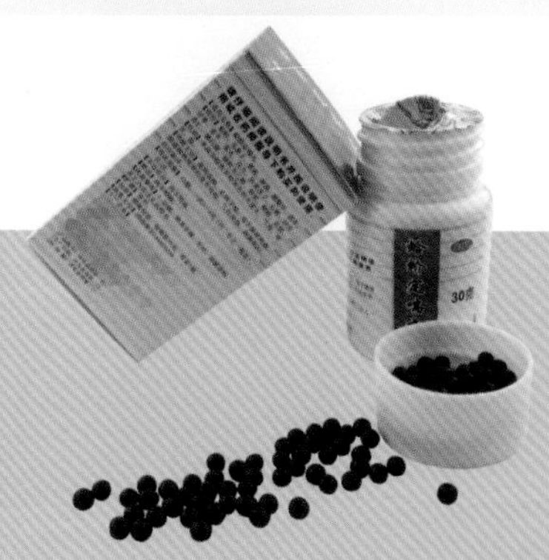

急支糖浆

《中国药典》，《中国国家基本药物目录》，OTC 甲类

处方　鱼腥草、金荞麦、四季青、麻黄、紫菀、前胡、枳壳、甘草。

性状　棕黑色的黏稠液体；味甜、微苦。

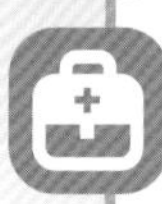

功能主治　清热化痰，宣肺止咳。用于外感风热所致的咳嗽，症见发热、恶寒、胸膈满闷、咳嗽咽痛；急性支气管炎、慢性支气管炎急性发作见上述证候者。

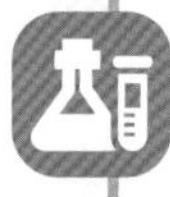

用法用量　口服。一次 20～30mL，一日 3～4 次。儿童酌减。

用药禁忌　高血压、心脏病慎用。
运动员慎用。
对本品过敏者禁用，过敏体质者慎用。
本品性状改变时禁用。

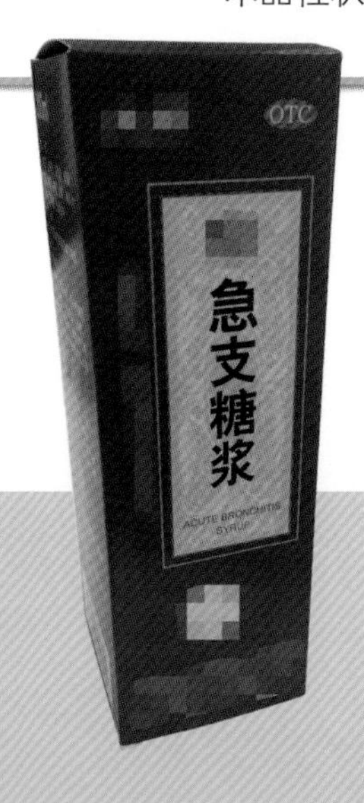

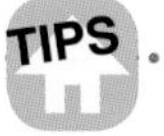

居家贴士

1. 支气管扩张、肺脓疡、肺心病、肺结核患者出现咳嗽时应去医院就诊。
2. 服用 3 天病症无缓解，或服药期间患者发热体温超过 38.5℃，或出现喘促气急，或咳嗽加剧、痰量明显增多者，应停止服用，去医院就诊。
3. 现代研究表明，本品有较强抗菌消炎、抗病毒作用，对金黄色葡萄球菌、腺病毒、流感病毒、呼吸道合胞病毒有显著抑制作用。
4. 本品组方颗粒剂、糖浆剂同为甲类 OTC 药。

智慧百科

麻黄与麻黄碱的应用

- 麻黄，始载于《神农本草经》，具有“止咳逆上气”的功效，应用逾两千年；麻黄碱，亦称麻黄素，是从麻黄中提取的生物碱，后发现它存在于多种麻黄属植物中，是止咳平喘的有效成分。现代药理研究显示，麻黄碱具有松弛支气管平滑肌，收缩血管、兴奋中枢等作用，属于拟肾上腺素类药，兼具 α 与 β 受体兴奋作用，还能升高血压、兴奋心脏。
- 基于麻黄碱的这些药理作用，故它不适用于高血压患者、心性哮喘患者，也不能长期服用，同时它还是国际奥委会严格禁用的兴奋剂。对于含有麻黄碱的小儿止咳糖浆，虽口感好，效果明显，孩子愿意喝，但绝不能擅自加量服用，否则可能出现头昏、心跳加快、血压上升、烦躁、失眠等不良反应。

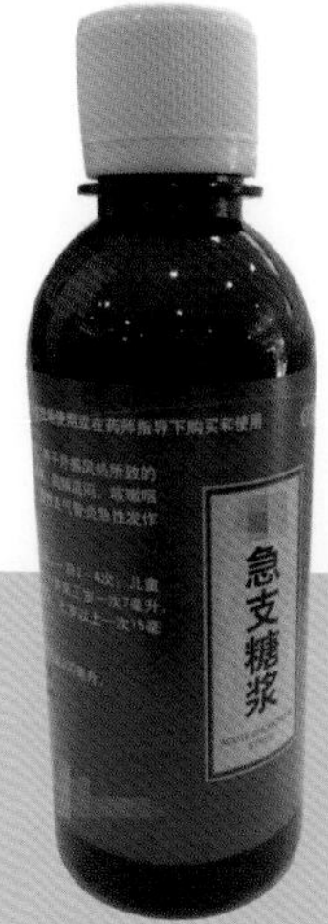

羚羊清肺丸

《中国药典》，处方药

处方　浙贝母、桑白皮（蜜制）、前胡、麦冬、天冬、天花粉、地黄、玄参、石斛、桔梗、蜜枇杷叶、苦杏仁（炒）、金果榄、金银花、大青叶、栀子、黄芩、板蓝根、牡丹皮、薄荷、甘草、熟大黄、陈皮、羚羊角粉。

性状　黑色大蜜丸；味微苦。

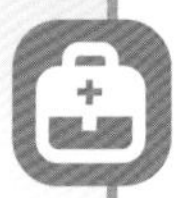

功能主治　清肺利咽，清瘟止嗽。用于肺胃热盛，感受时邪，身热头晕，四肢酸懒，咳嗽痰盛，咽喉肿痛，鼻衄咳血，口干舌燥。

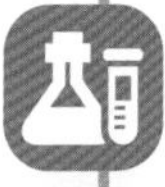

用法用量　口服。一次 1 丸，一日 3 次。

用药禁忌　孕妇慎用。风寒咳嗽者禁用。
外感风热咳嗽表证未除者慎用。
对本品过敏者禁用，过敏体质者慎用。
本品性状改变时禁用。

居家贴士

1. 本品属于处方药物，在药店需凭医生处方购买。
2. 《中国药典》兼收颗粒剂。
3. 与养阴清肺丸相比，本品以清为主，多用于实证；后者则以润为主，多用于肺阴虚及津伤等虚证。临床应用时注意区别。

智慧百科

说说处方药与非处方药的宣传与销售

- 中国《处方药与非处方药分类管理办法》规定，处方药只准在专业性医药报刊上进行广告宣传，非处方药经审批可以在大众传播媒介上进行广告宣传；同时，非处方药发布的广告内容必须经过审查、批准，不能任意夸大和篡改，以正确引导消费者科学、合理进行自我诊疗。此外，还规定处方药、非处方药不得采用有奖销售、附赠药品或礼品销售等销售形式。

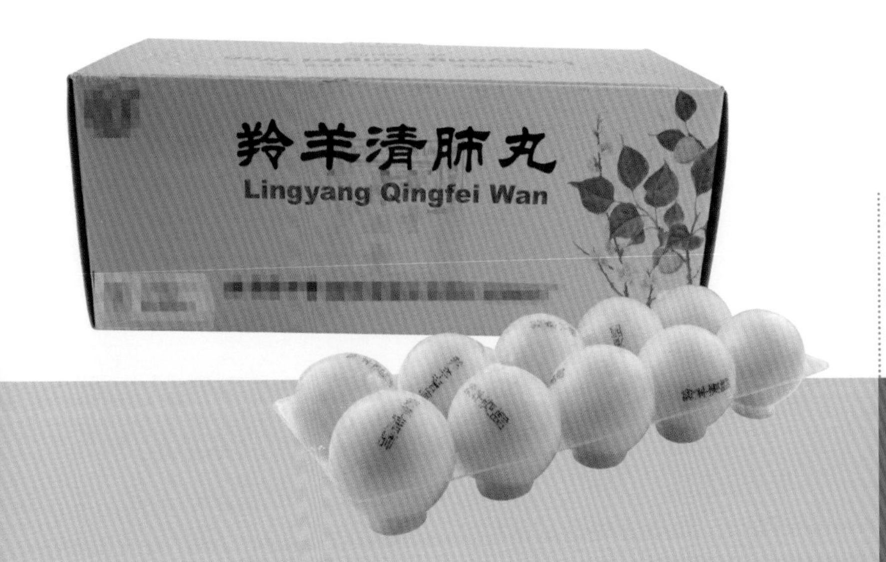

止咳橘红口服液

《中国药典》，OTC 甲类

处方 化橘红、陈皮、法半夏、茯苓、款冬花、甘草、瓜蒌皮、紫菀、麦冬、知母、桔梗、地黄、石膏、苦杏仁（去皮炒）、紫苏子（炒）。

性状 棕黑色液体；气香，味甜、微苦。

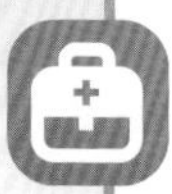

功能主治 清肺，止咳，化痰。用于痰热阻肺引起的咳嗽痰多、胸满气短、咽干喉痒。

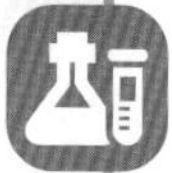

用法用量 口服。一次 10mL，一日 2～3 次；儿童用量遵医嘱。

用药禁忌 对本品过敏者禁用，过敏体质者慎用。
本品性状改变时禁用。

OTC
止咳橘红口服液
Zhike Juhong Koufuye
10毫升×10支

居家贴士

1. 支气管扩张、肺脓疡、肺心病、肺结核患者出现咳嗽时应去医院就诊。
2. 服用 3 天病症无缓解，或服药期间患者发热体温超过 38.5℃，或出现喘促气急，或咳嗽加剧、痰量明显增多者，应停止服用去医院就诊。
3. 本品项下其他剂型有：胶囊剂、颗粒剂、丸剂，均同为甲类 OTC 药；《中国药典》兼收丸剂。

智慧百科

口服液的优缺点

- 口服液是中成药常用剂型之一。现代的口服液体剂型，除了普通的糖浆剂外，还有溶液剂、混悬剂和乳剂。后几种往往结合脂质体、纳米材料等载体做成缓控释新剂型。
- 口服液的优点：用量小、易吸收、口感好、作用迅速，深受广大医生、患者，特别是儿童的欢迎。不足：成本较高，有的包装不易于保存，储存过程中会产生浑浊或沉淀，而小玻璃瓶的包装在携带过程中有易碎的可能。此外普通口服液含糖量较高，不适用于糖尿病患者。

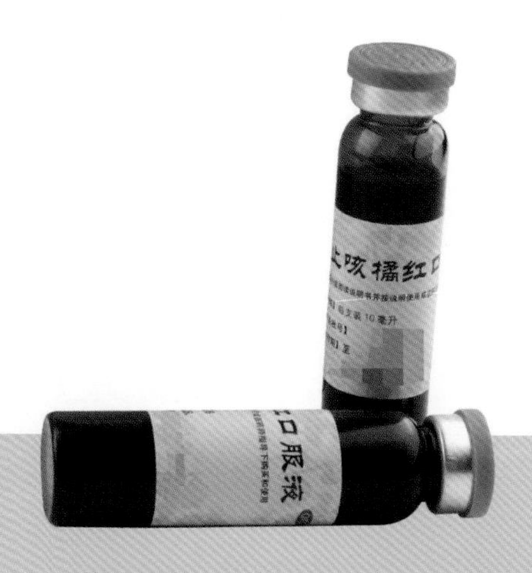

清开灵胶囊

《中国药典》，《中国国家基本药物目录》，OTC 甲类

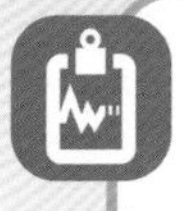

处方 胆酸、珍珠母、猪去氧胆酸、栀子、水牛角、板蓝根、黄芩苷、金银花。

性状 为硬胶囊，内容物为浅棕色至棕褐色的粉末；味苦。

功能主治 清热解毒，镇静安神。用于外感风热时毒、火毒内盛所致高热不退、烦躁不安、咽喉肿痛、舌质红绛、苔黄、脉数者；上呼吸道感染、病毒性感冒、急性化脓性扁桃腺炎、急性咽炎、急性气管炎、高热等病症属上述证候者。

用法用量 口服。一次 2～4 粒，一日 3 次。儿童酌减或遵医嘱。

用药禁忌 孕妇及高血压、心脏病患者慎用。
脾胃虚寒及久病体虚者如出现腹泻时慎用。
对本品过敏者禁用，过敏体质者慎用。
本品性状改变时禁用。

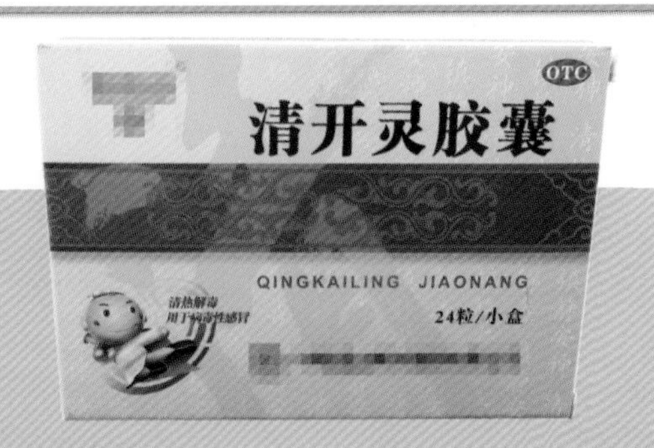

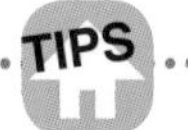

居家贴士

1. 风寒感冒者不适用，其表现为恶寒重，发热轻，无汗，头痛，鼻塞，流清涕，喉痒咳嗽。
2. 服药 3 天后症状无改善，或症状加重，或出现新的严重胸闷、心悸等，应立即停药并去医院就诊。
3. 本品有多种剂型，其中滴丸、胶囊、颗粒剂、口服液、片剂、软胶囊同为甲类 OTC 药；《中国药典》兼收口服液、软胶囊、泡腾片、注射液、胶囊。

智慧百科

清开灵注射液

- 清开灵注射液是 2010 版《中国药典》收载的 3 个注射液液体品种之一，也被收录于《中国国家基本药物目录》第二部分中成药中。其主要成分和功效与清开灵其他剂型相似，临床上亦可用于急慢性肝炎、乙型肝炎、上呼吸道感染、肺炎、高烧以及脑血栓形成、脑出血见上述证候者。
- 注射液剂型本身有起效迅速、生物利用度很高的优点；但同时不良反应一旦发生往往比较严重，多见过敏反应，包括发热、头晕、心跳加速等，类似热原反应。一般而言，组方药味越多，其致敏原越难以控制。
- 临床用药时，能口服给药的尽量不选择注射给药，能肌内注射的不选用静脉注射。选用静脉注射和滴注时必须加强监测。

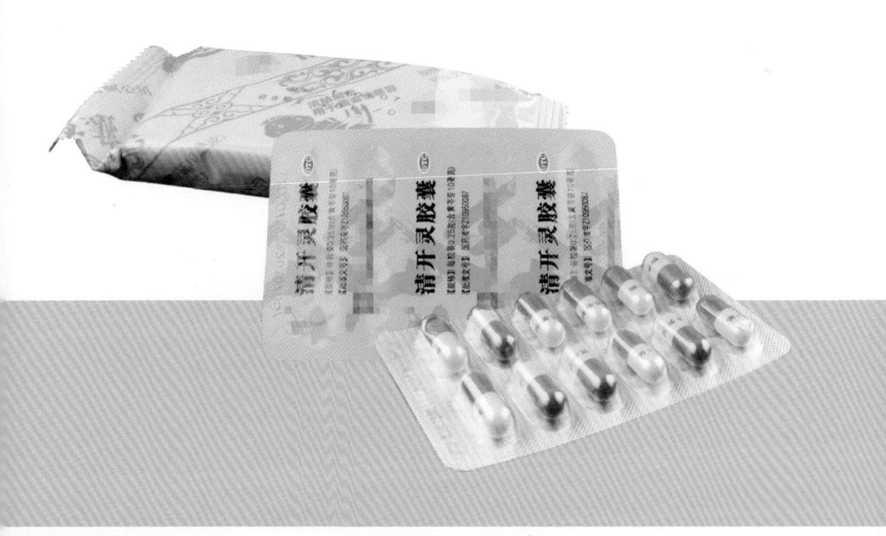

安宫牛黄丸

《中国药典》，《中国国家基本药物目录》，处方药

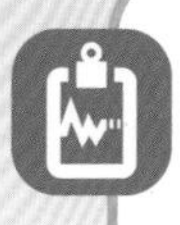

处方 牛黄、水牛角浓缩粉、麝香或人工麝香、珍珠、朱砂、雄黄、黄连、黄芩、栀子、郁金、冰片。

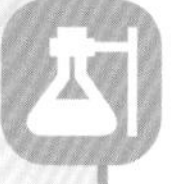

性状 黄橙色至红褐色大蜜丸，或包金衣大蜜丸；气芳香浓郁，味微苦。

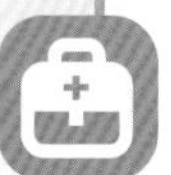

功能主治 清热解毒，镇惊开窍。用于热病，邪入心包，高热惊厥，神昏谵语；中风昏迷及脑炎、脑膜炎、中毒性脑病、脑出血、败血症见上述证候者。

用法用量 口服。一次 1 丸，一日 1 次。小儿遵医嘱。

用药禁忌 孕妇慎用。
肝肾功能不全者慎用。
运动员慎用。
对本品过敏者禁用，过敏体质者慎用。
本品性状改变时禁用。

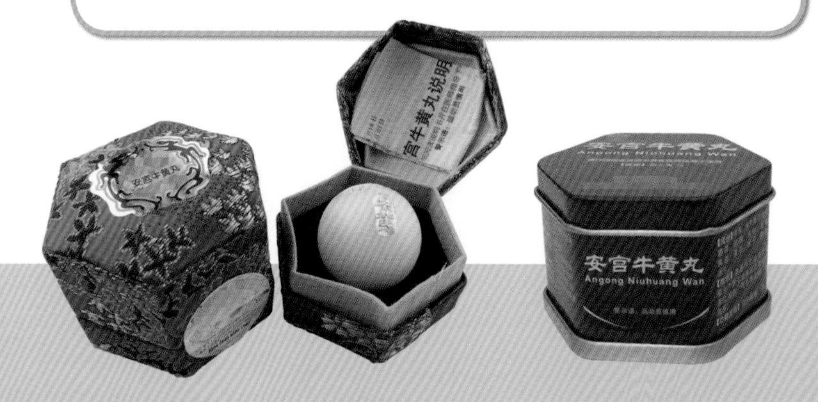

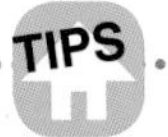

居家贴士

1. 本品适于热闭神昏证，如寒闭神昏则不宜使用。
2. 服药过程中如出现肢寒畏冷、面色苍白、冷汗不止、脉微欲绝，由闭证变为脱证，需立即停药。
3. 高热神昏，中风昏迷等口服本品困难者，当鼻饲给药。
4. 不宜和含硫药物合用，以免加强毒性。
5. 本品处方中含麝香，芳香走窜，有损胎气，孕妇慎用；含有雄黄、朱砂等有毒矿物药，不宜过量久服，且肝肾功能不全者慎用。
6. 本品属于处方药物，在药店需凭医生处方购买。
7. 《中国药典》兼收本品散剂。

智慧百科

安宫牛黄丸的大爱与错爱

本品在救治凤凰卫视主持人刘海若车祸事件上曾发挥过重要作用，也因而被大众所推崇喜爱，当作“万能救命丸”。实际临床应用上，需要严格注意它的适用证候，并要避免陷入使用误区，否则适得其反，不能救命反而延误救治，错失所爱。

常见使用误区

- 凡中风均服，应注意对症。
- 昏迷时仍口服。
- 按月服用来预防中风。

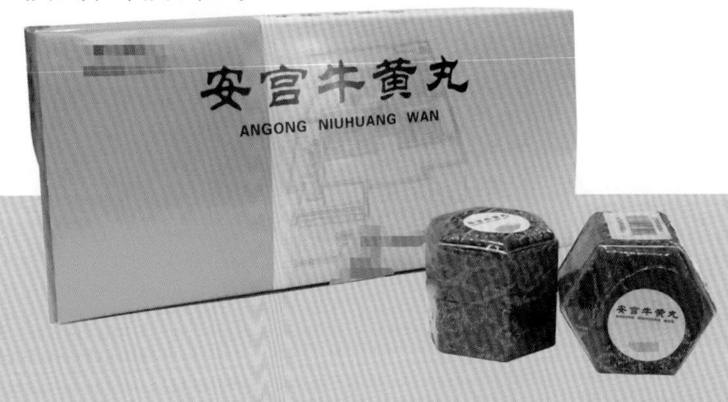

苏合香丸

《中国药典》，《中国国家基本药物目录》，处方药

处方 苏合香、安息香、冰片、水牛角浓缩粉、人工麝香、檀香、沉香、丁香、香附、木香、乳香（制）、荜茇、白术、诃子肉、朱砂。

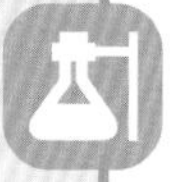

性状 赭红色水蜜丸或赭色大蜜丸；气芳香，味微苦、辛。

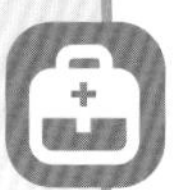

功能主治 芳香开窍，行气止痛。用于痰迷心窍所致的痰厥昏迷、中风偏瘫、肢体不利，以及中暑、心胃气痛。

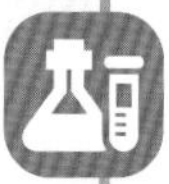

用法用量 口服。一次 1 丸，一日 1～2 次。

用药禁忌 孕妇禁用。脱证、热证忌用。
肝肾功能不全者慎用。
对本品过敏者禁用，过敏体质者慎用。
本品性状改变时禁用。

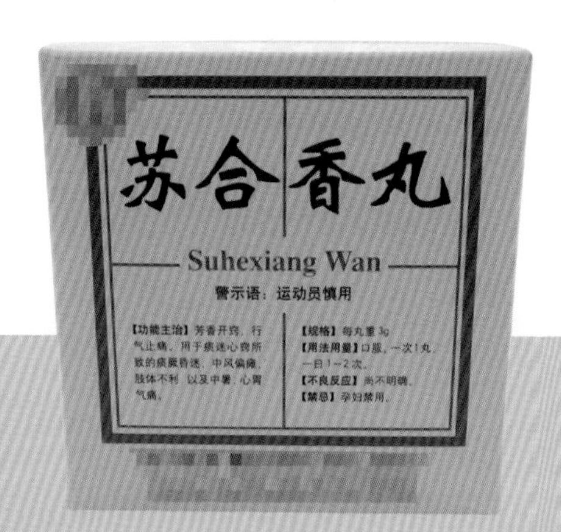

居家贴士

1. 本品适用于寒闭证。
2. 服药期间忌气恼。
3. 含有雄黄、朱砂等有毒矿物药，不宜过量久服。
4. 在临床上对于中暑、嗜睡、呃逆等症也有较好疗效。
5. 属于处方药物，在药店需凭医生处方购买。
6. 本品具有行气止痛、温里的功能，而安宫牛黄丸清热解毒、镇静功效较强。

智慧百科

苏合香与苏合香丸的由来

- 苏合香，出苏合国，梵语音译作“都卢瑟迦”“杜鲁瑟剑”等又称作“酥合香”“合诸香草”，为当地烧香用之香料。它同沉香、没药、安息香等皆为张骞出使西域及佛教传入中国后引入的药物品种。佛书中的“兜楼婆香”即指乳香和苏合香。本品在《续汉书》《梁书》《本草纲目》《本草图经》《名医别录》等古籍中多有记载。
- 苏合香丸，一直是“芳香温通”的代表药物，但其创始人，至今无从查证。沈括《梦溪笔谈》记载，唐玄宗开元年间的《广济方》收录一药名为“吃力迦丸”，其组方与后世苏合香丸相似。宋徽宗时编订《太平惠民和剂局方》，“吃力伽丸”被统一改了药量，并更名为“苏合香丸”。自此，广为流传并沿用至今。

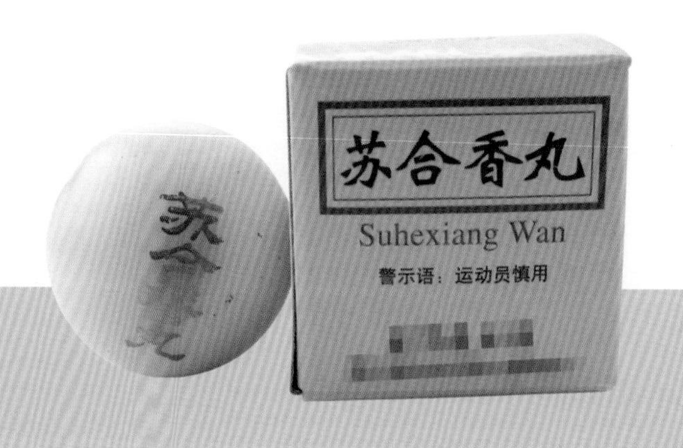

紫雪散

《中国药典》，处方药

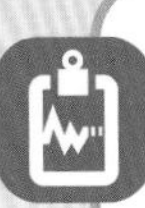

处方 石膏、北寒水石、滑石、磁石、玄参、木香、沉香、升麻、甘草、丁香、玄明粉、硝石（精制）、水牛角浓缩粉、羚羊角、人工麝香、朱砂。

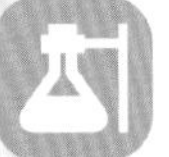

性状 棕红色至灰棕色粉末；气芳香，味咸、微苦。

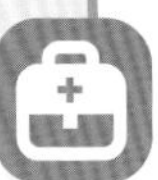

功能主治 清热开窍，止痉安神。用于热入心包、热动肝风证，症见高热烦躁、神昏谵语、惊风抽
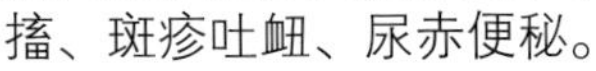
搐、斑疹吐衄、尿赤便秘。

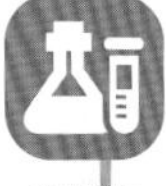

用法用量 口服。一次 1.5～3g，一日 2 次。小儿酌减。

用药禁忌 孕妇禁用。
肝肾功能不全者慎用。
运动员慎用。
对本品过敏者禁用，过敏体质者慎用。
本品性状改变时禁用。

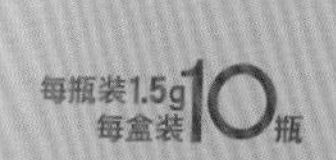

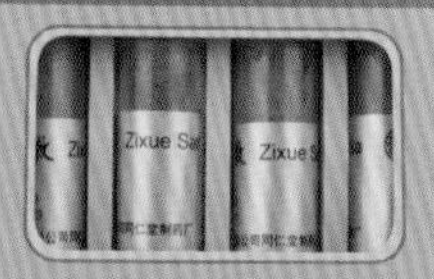

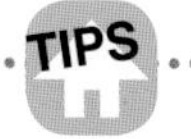

居家贴士

1. 本品色呈紫色，状似雪、性大寒，又称“紫雪丹”，适用于热病神昏诸证。
2. 本方服用过量有损伤元气之弊，甚者可出现大汗、肢冷、心悸、气促等症，故应中病即止。
3. 含朱砂，不宜过量久服。
4. 现代临床上往往加减用于治疗乙脑、流脑、小儿麻疹、猩红热等病症，效果较好。
5. 属于处方药物，在药店需凭医生处方购买。

智慧百科

退热药，要慎用

- 人体体温升高超过正常体温0.5℃，即称为发热。每个人的正常体温受时间、季节、环境、月经等影响，会略有不同。是否发热需和自己平时同等条件下比较。
- 发热是多种疾病的常见症状，但同时也是人体必要的保护机制。当机体温度升高时，可增强吞噬细胞活性，还能抑制病毒繁殖，缩短疾病时间等。

体温（℃）	类别	措施
36～37.4	正常体温	
37.5～38	低热	查明病因，对症治疗，同时鼓励患者多吃水果或饮水，不要太多地走动
38.1～39	中等热度	
39.1～41	高热	及时物理降温，以免造成人体各系统和器官发生障碍，特别是脑、肝、肾等器官，同时立即送医院诊治
>41	超高热	

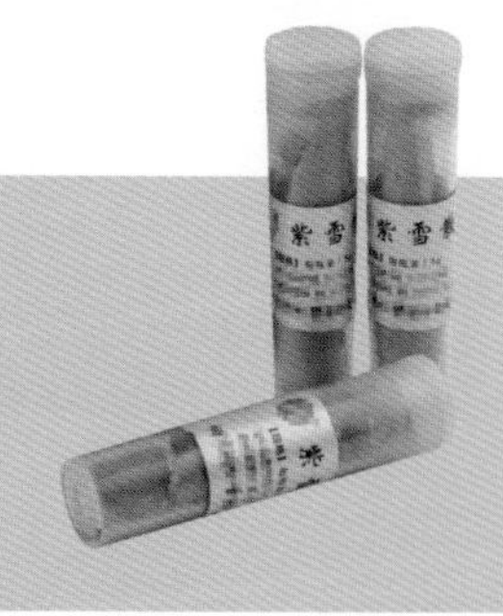

固涩剂

缩泉丸

《中国药典》，《中国国家基本药物目录》，OTC 甲类

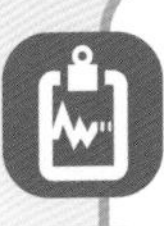

处方　山药、益智仁（盐炒）、乌药。

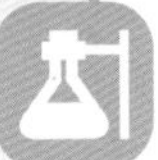

性状　淡棕色水丸；味微咸。

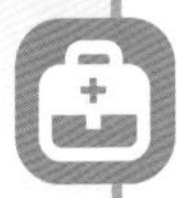

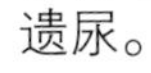

功能主治　补肾缩尿。用于肾虚所致的小便频数，夜间遗尿。

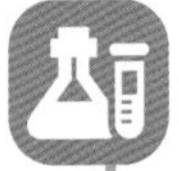

用法用量　口服。一次 3～6g，一日 3 次。

用药禁忌　对本品过敏者禁用，过敏体质者慎用。本品性状改变时禁用。

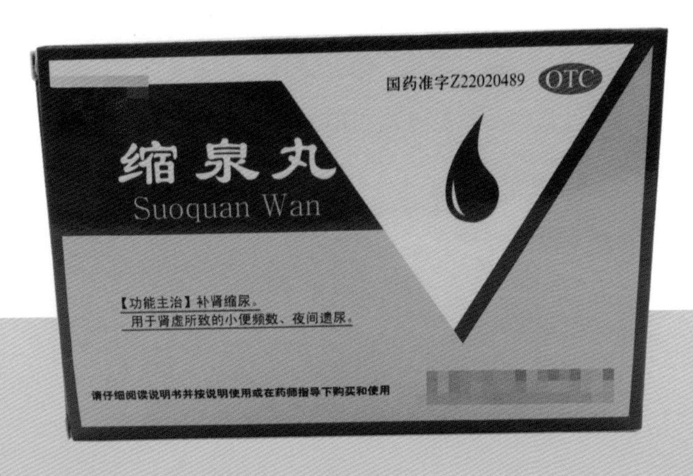

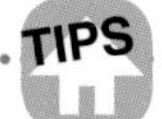

居家贴士

1. 感冒发热病人不宜服用本品。
2. 本品宜饭前服用。
3. 服药 2 周症状无缓解，应去医院就诊。

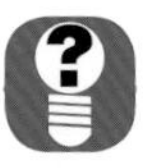

智慧百科

中成药常见剂型的贮藏注意

中成药如果保管不当，或时间过久，往往会失效，或受热变形，或吸湿变质，或生霉变色，或成分挥发等。因此，中成药一般应贮放在干燥、避光和温度较低的地方，不宜放在厨房炉灶或靠近水池及阳光能直接照射到的地方，以免加速变质。盛装容器以玻璃瓶为好，开启后应立即塞紧盖严。常见剂型如非正常状态，有虫絮、发霉等变质现象应及时弃去。

剂型	正常性状
片剂	光滑坚硬，不易碎裂，不会片与片相黏连、松散或变色
颗粒剂	干燥、不结块，不应散发霉味
丸剂	蜜丸，铝塑或蜡壳无损、药丸色泽油润光亮一致，铝塑或蜡壳需无霉变异味、酸性气味；水泛丸，丸上不得有白点、虫蛀痕迹
糖浆剂	表面不得有白膜、发霉、异臭、大量沉淀
冲剂	颗粒不应有虫蛀、潮湿、结块、发霉
散剂	不得出现结块、虫蛀、虫粪痕迹、霉变
口服液	溶液澄清透明，少量沉淀轻摇易散

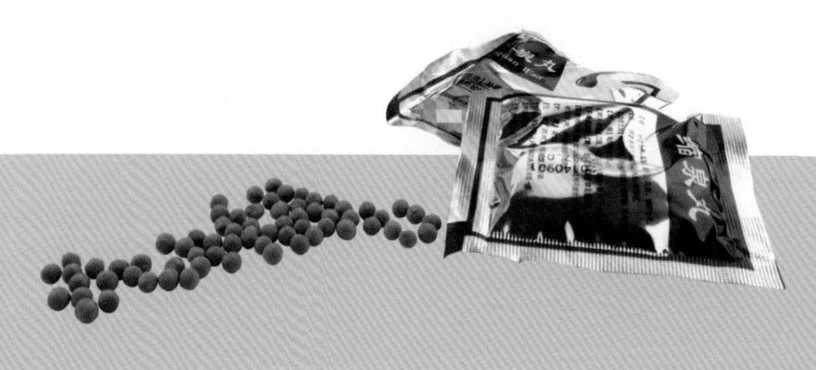

扶正剂

补中益气丸

《中国药典》，《中国国家基本药物目录》，OTC 乙类

处方	黄芪（炙）、党参、甘草（炙）、白术（炙）、当归、升麻、柴胡、陈皮。
性状	棕褐色至黑褐色小蜜丸或大蜜丸；味微甜、微苦、辛。
功能主治	补中益气，升阳举陷。用于脾胃虚弱、中气下陷所致的泄泻、脱肛、阴挺，症见体倦乏力、食少腹胀、便溏久泻、肛门下坠或脱肛、子宫脱垂。
用法用量	口服。小蜜丸一次 9g，大蜜丸一次 1 丸，一日 2～3 次。
用药禁忌	高血压患者慎服。 对本品过敏者禁用，过敏体质者慎用。 本品性状改变时禁用。

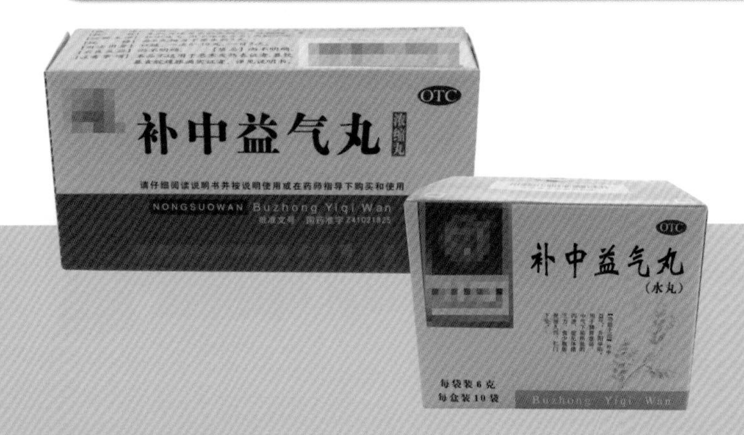

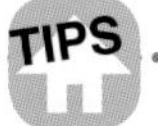

居家贴士

1. 本品不适用于恶寒发热的表证、暴饮暴食、脘腹胀满的实证者。
2. 服药期间忌不易消化食物。
3. 服本药时不宜同时服用藜芦或其制剂，不宜和感冒类药同时服用。
4. 以空腹或饭前服为佳，亦可在进食时服用。
5. 服药期间出现头痛、头晕、复视等症，或皮疹、面红者，以及血压有上升趋势，应立即停药。
6. 服药 4 周症状无缓解，应去医院就诊。
7. 本品项下其他剂型有：水丸、大蜜丸、浓缩丸、片剂、合剂、煎膏剂、口服液，均为乙类 OTC 药；《中国药典》兼收水丸。

智慧百科

虚证的分类

不足为虚，脏腑亏损、气血阴阳不足等病机造成的多种慢性衰弱证候，总称为虚证。

病机	症状特点	治则	代表方
气虚	自汗，眩晕，少气懒言，神疲倦怠，消化不良，活动后诸证增剧，舌淡胖苔白	**补气**	脾气虚：参苓白术散
血虚	面色萎黄或色白无华，口唇、指甲色淡，眩晕，心悸，失眠，月经量少，舌淡	**补血**	血虚：阿胶补血膏
阴虚	形体消瘦，口干舌燥，眩晕耳鸣，大便干燥，小便量少，眼目干涩，腰膝酸软，舌红少苔	**补阴**	肾阴虚：六味地黄丸
阳虚	畏寒肢冷，面色苍白，倦怠懒言，大便溏薄，小便濒数清长，阳痿早泄，舌淡胖白	**温阳**	脾阳虚：附子理中丸

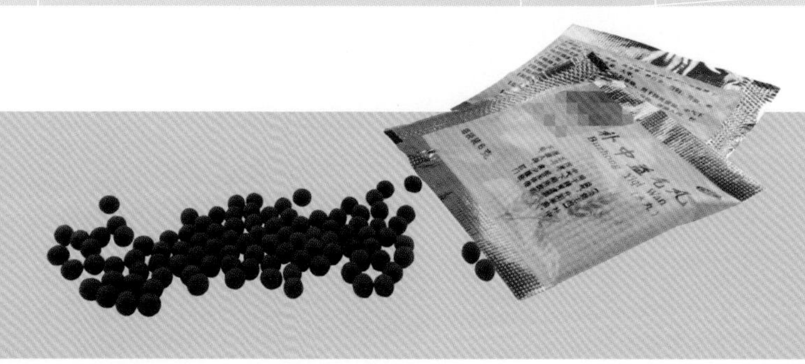

参苓白术丸

《中国药典》，《中国国家基本药物目录》，OTC 乙类

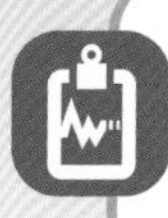

处方 人参、茯苓、白术（麸炒）、山药、白扁豆（炒）、莲子、薏苡仁（炒）、砂仁、桔梗、甘草。

性状 淡黄色的水丸；气香，味甜。

功能主治 健脾，益气。用于体倦乏力，食少便溏。

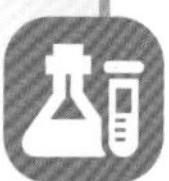

用法用量 口服。一次 6g，一日 3 次。

用药禁忌 泄泻兼有大便不通畅，肛门有下坠感者忌服。

对本品过敏者禁用，过敏体质者慎用。

本品性状改变时禁用。

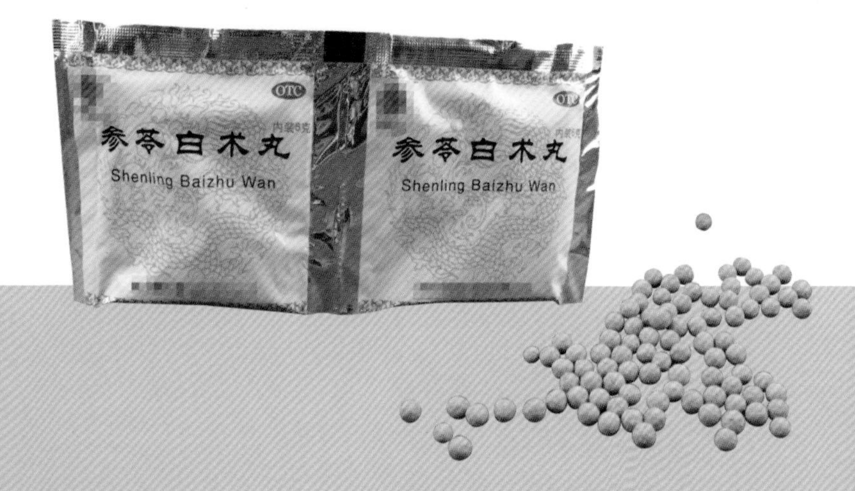

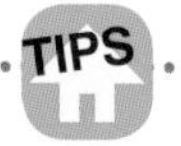

居家贴士

1. 有湿热者不宜使用本品，感冒发热病人不宜服用。
2. 服药期间忌不易消化的食物，不宜喝茶和吃萝卜以免影响药效。
3. 不宜同时服用藜芦、五灵脂、皂荚或其制剂，不宜和感冒类药同时服用。
4. 宜饭前服用或进食时服用。
5. 服药 2 周症状无缓解，应去医院就诊。
6. 本品项下其他剂型有：硬胶囊、片剂、颗粒剂（冲剂）、水丸剂、口服液，均为乙类 OTC 药。

智慧百科

服中药，重配伍

中药有七情、十八反、十九畏。

- **七情：**单行、相须、相使、相畏、相杀、相恶、相反，即指七种药物配伍关系。其中相须、相使指互为协同作用，能增强药效；而相畏、相杀、相恶、相反则指相互的拮抗作用，合用会减缓药效，甚至产生毒副作用。服用不同中成药时，需关注药品组方药物的相互配伍，高度重视传统十八反、十九畏中的药物。
- **十八反：**乌头反贝母、瓜蒌、半夏、白蔹、白及；甘草反海藻、大戟、甘遂、芫花；藜芦反人参、沙参、丹参、玄参、细辛、芍药。
- **十九畏：**硫黄畏朴硝，水银畏砒霜，狼毒畏密陀僧，巴豆畏牵牛，丁香畏郁金，川乌、草乌畏犀角，牙硝畏三棱，官桂畏赤石脂，人参畏五灵脂。

香砂六君丸

《中国药典》，《中国国家基本药物目录》，OTC 甲类

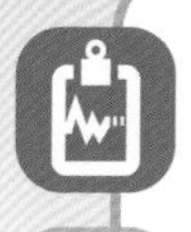

处方 木香、砂仁、党参、白术（炒）、茯苓、甘草（炙）、陈皮、姜半夏。

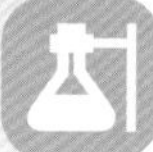

性状 黄棕色水丸；气微香，味甜、辛。

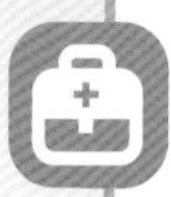

功能主治 益气健脾，和胃。用于脾虚气滞，消化不良，嗳气食少，脘腹胀满，大便溏泻。

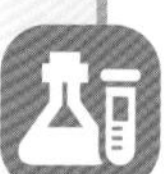

用法用量 口服。一次 6～9g，一日 2～3 次。

用药禁忌 孕妇忌服。
对本品过敏者禁用，过敏体质者慎用。
性状改变时禁用。

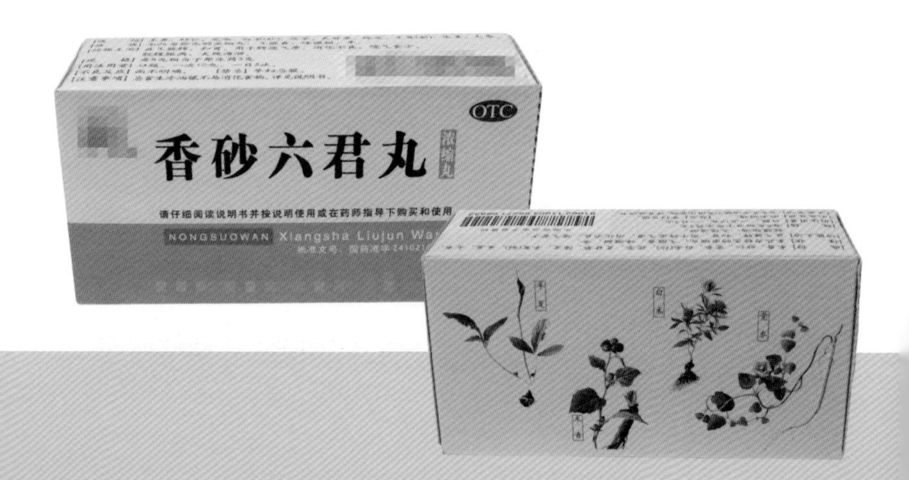

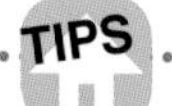

居家贴士

1. 服药期间忌食不易消化食物。
2. 不适用于口干、舌少津、大便干者，以及急性胃肠炎主要表现为恶心、呕吐、大便水泻频频，脘腹作痛者。
3. 服药 3 天症状无缓解，或出现其他症状时，应去医院就诊。
4. 本品项下其他剂型有：合剂、片剂、丸剂（浓缩丸），均为甲类 OTC 药。

智慧百科

从“朱砂”说矿物类中药

- 朱砂，始载与《神农本草经》，具有“养精神，安魂魄，益气，明目”的功效；现代研究显示，其主要成分为硫化汞（HgS），确有镇静、催眠、抗惊厥等功效。
- 矿物药是中药的重要组成部分，朱砂、水银等沿用至今已有数千年之久，《本草纲目》中金石部也收录了金、玉、石、卤石四类，共 161 种矿物药。由于矿物药含重金属成分，使用不当有可能中毒。使用时需注意，一般不宜久服，与西药合用时需咨询医生，以免产生拮抗或加强毒性。

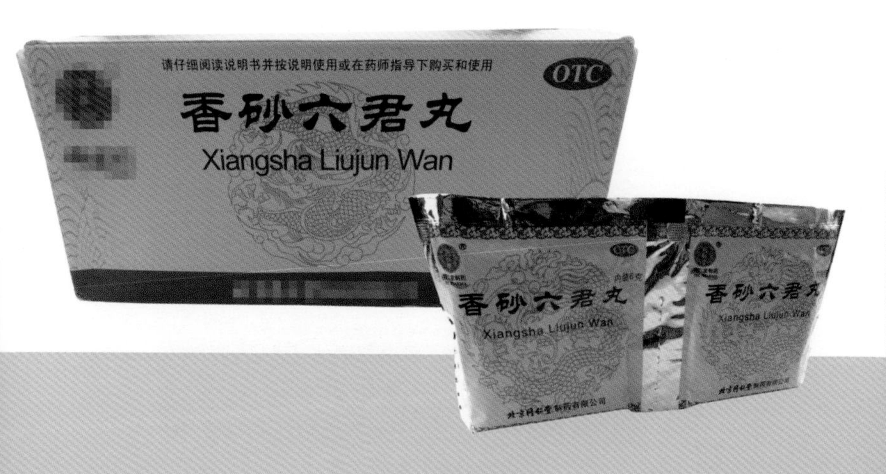

归脾丸

《中国药典》，《中国国家基本药物目录》，OTC 甲类

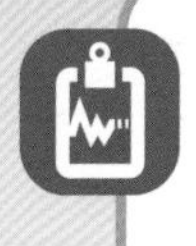

处方　党参、白术（炒）、黄芪（炙）、甘草（炙）、茯苓、远志（制）、酸枣仁（炒）、龙眼肉、当归、木香、大枣（去核）。

性状　棕褐色水蜜丸、小蜜丸或大蜜丸；气微，味甘而后微苦、辛。

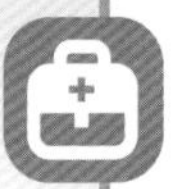

功能主治　益气健脾，养血安神。用于心脾两虚，气短心悸，失眠多梦，头昏头晕，肢倦乏力，食欲不振，崩漏便血。

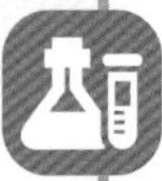

用法用量　温开水或生姜汤送服。水蜜丸一次 6g，小蜜丸一次 9g，大蜜丸一次 1 丸，一日 3 次。

用药禁忌　对本品过敏者禁用，过敏体质者慎用。
本品性状改变时禁用。

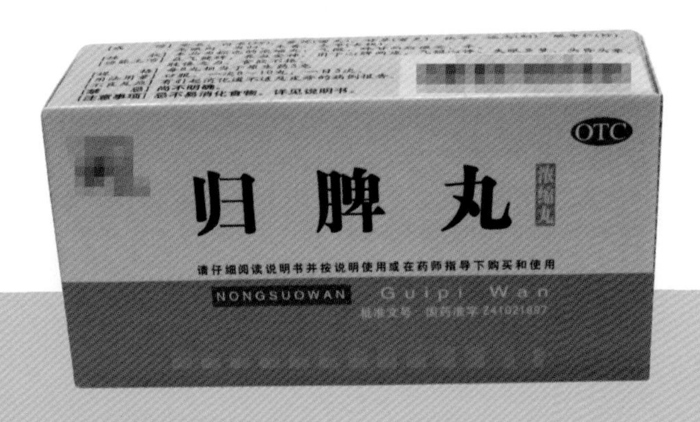

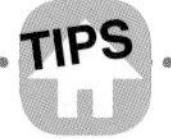

居家贴士

1. 外感或实热内盛者不宜服用。
2. 服药期间忌不易消化食物。
3. 不宜和感冒类药同时服用。
4. 宜饭前服用。
5. 服药 2 周症状无缓解，或症状加重者，应立即停药并去医院就诊。
6. 本品剂型众多，其中膏剂、合剂、片剂、浓缩丸同为甲类 OTC 药。

智慧百科

细说中药丸剂

丸剂是中药的传统剂型，常根据不同的制作材料与规格有不同的服用特点。

类别	黏合剂	特点
蜜丸	蜂蜜	蜂蜜，矫味、补益。崩解缓慢，作用持久，便于贮藏，适于慢性病和虚弱性疾病
水丸	水或黄酒、醋、糖汁、稀药汁	泛制成型，易崩解，吸收快，体积小，易服用
水蜜丸	蜂蜜和水	泛制成型，节省蜂蜜，便贮藏，适于补益类药
糊丸	米糊或面糊	质地坚硬，胃部崩解迟缓，能减少某些毒性成分的释放或减缓对胃肠的刺激
蜡丸	蜂蜡	体内释放极其缓慢，调节用蜡量可制成肠溶丸；服用时忌擅自压碎后服用
浓缩丸	水或蜂蜜	原料为药材或部分药材提取浸膏，有效成分含量高，服用剂量小
微丸	水、乙醇、PVP 等	直径 <2.5mm 的各类丸剂，药物分散性好，释放均匀，吸收平稳，尤适于有刺激性的药物

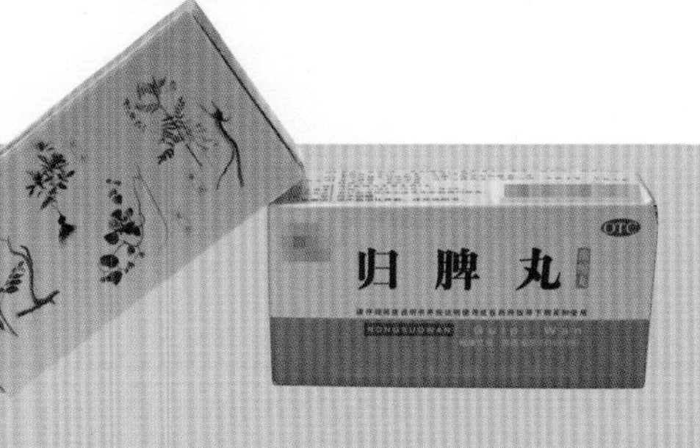

六味地黄丸

《中国药典》，《中国国家基本药物目录》，OTC 乙类

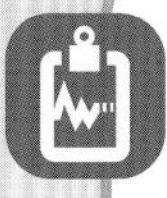

处方 熟地黄、酒萸肉、牡丹皮、山药、茯苓、泽泻。

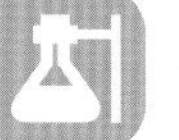

性状 棕黑色水蜜丸、棕褐色至黑褐色的小蜜丸或大蜜丸；味甜而酸。

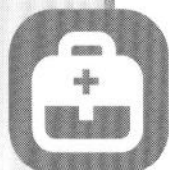

功能主治 滋阴补肾。用于肾阴亏损，头晕耳鸣，腰膝酸软，骨蒸潮热，盗汗遗精，消渴。

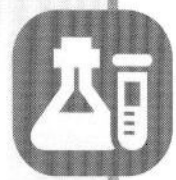

用法用量 口服。水蜜丸一次 6g，小蜜丸一次 9g，大蜜丸一次 1 丸，一日 2 次。

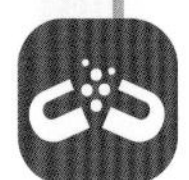

用药禁忌 对本品过敏者禁用，过敏体质者慎用。
本品性状改变时禁用。

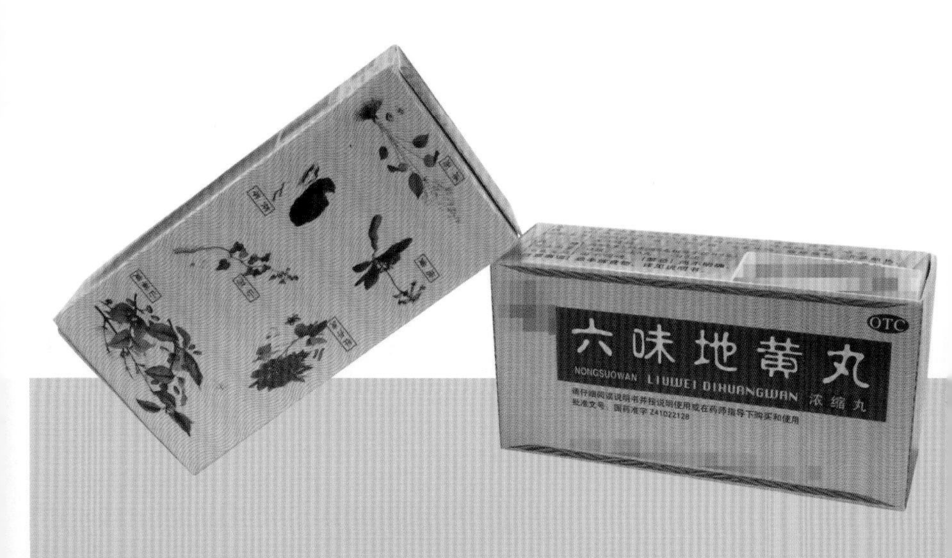

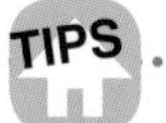

居家贴士

1. 服药期间忌食不易消化食物。
2. 不宜在服药期间服感冒药。感冒发热病人不宜服用。
3. 阳虚人群不宜使用本品，肾阴虚但脾胃功能不好者也不宜长期服用。
4. 服药期间出现食欲不振，胃脘不适，大便稀，腹痛等症状时，应去医院就诊。
5. 服药 2 周症状无缓解，应去医院就诊。
6. 本品胶囊剂与丸剂同为乙类 OTC 药；《中国药典》兼收丸剂（浓缩丸）、软胶囊、硬胶囊、颗粒剂。

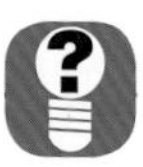

智慧百科

三补三泻析六味

	药味	功效	配伍
补	熟地黄	滋阴补肾，填精益髓	君药
	山药	补脾固精	臣药
	山茱萸	养肝涩精	臣药
泻	泽泻	清泻肾火，防熟地黄之滋腻	佐药
	茯苓	淡渗脾湿，助山药之健运	佐药
	牡丹皮	清泻肝火，并制萸肉之温	佐药

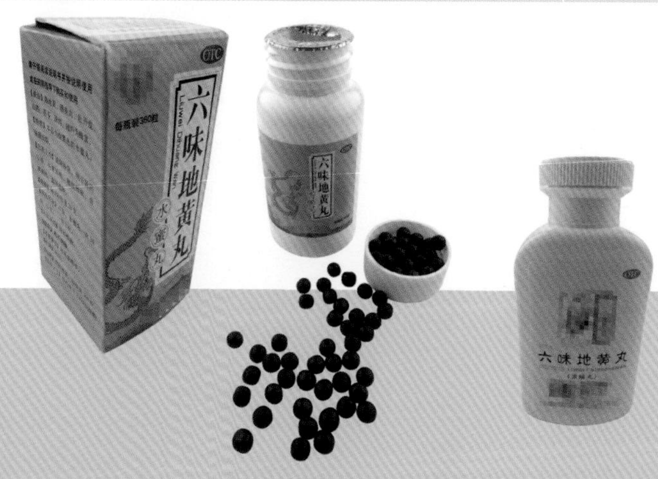

知柏地黄丸

《中国药典》，《中国国家基本药物目录》，OTC 乙类

处方　知母、黄柏、熟地黄、山茱萸（制）、牡丹皮、山药、茯苓、泽泻。

性状　棕黑色大蜜丸、黑褐色小蜜丸或大蜜丸；味甜而带酸苦。

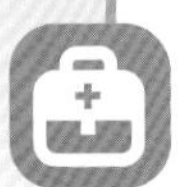

功能主治　滋阴降火。用于阴虚火旺，潮热盗汗，口干咽痛，耳鸣遗精，小便短赤。

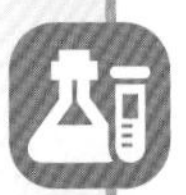

用法用量　口服。水蜜丸一次 6g，小蜜丸一次 9g，大蜜丸一次 1 丸，一日 2 次。

用药禁忌　孕妇慎服。
对本品过敏者禁用，过敏体质者慎用。
本品性状改变时禁用。

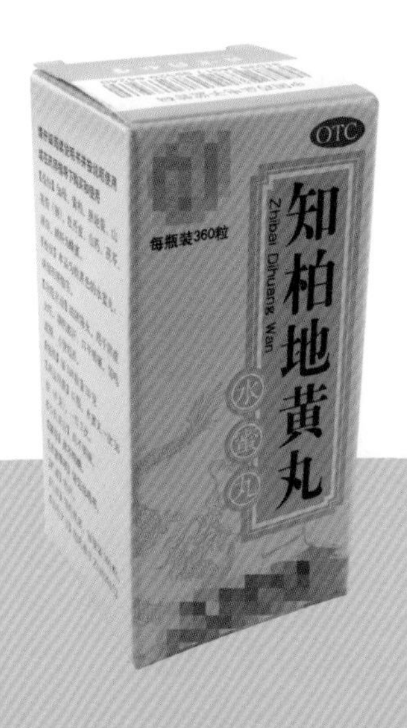

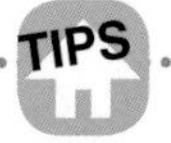

居家贴士

1. 本品适用于阴虚内热之人，虚寒性病证患者不适用，其表现为怕冷，手足凉，喜热饮。
2. 服药期间忌不易消化的食物。
3. 不宜和感冒类药同时服用。
4. 宜空腹或饭前服用，以开水或淡盐水送服。
5. 不宜久服，气虚者少服。
6. 服药 4 周症状无缓解，应去医院就诊。
7. 本品颗粒剂、口服液、蜜丸、浓缩丸、片剂同为乙类 OTC 药；《中国药典》收载丸剂（浓缩丸）。

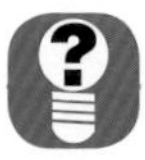

智慧百科

久服中药的利与弊

- **可较长期服用的中药：**药食两用类，不含毒性成分，且适应患者体质特点。包括 a. 既是食品又是药品的，如薏苡、赤小豆、红枣、莲子等；b. 可用于保健食品的，如人参、川芎、当归、黄芪、玫瑰花等。久服才能改善体质，提高免疫力，发挥补益作用。
- **不能久服的中药：**含毒性成分，药力峻猛以及其他不适合患者体质的药。包括：a. 虫类中药，如斑蝥、全蝎等；b. 矿物类中药，如朱砂、雄黄等；c. 剧毒类中药，如附子、生半夏、生南星等；d. 大热大寒大补大泻类中药，如大黄、芒硝、鹿茸等。久服易出现不良反应。

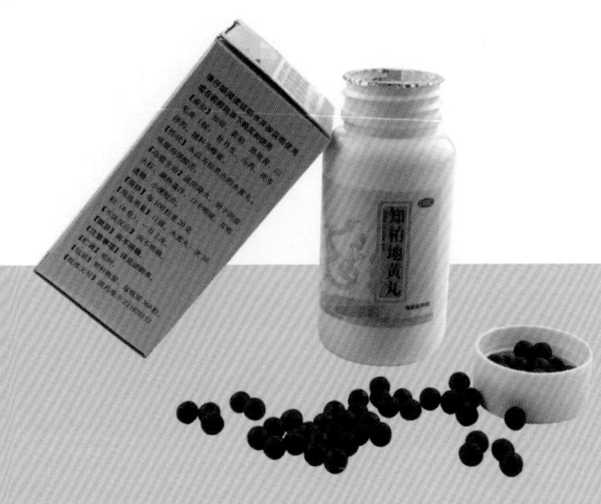

杞菊地黄丸

《中国药典》，《中国国家基本药物目录》，OTC 甲类

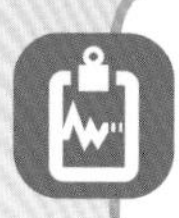

处方 枸杞子、菊花、熟地黄、酒萸肉、牡丹皮、山药、茯苓、泽泻。

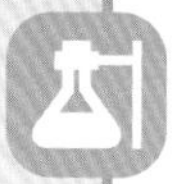

性状 棕黑色水蜜丸、黑褐色小蜜丸或大蜜丸；味甜、微酸。

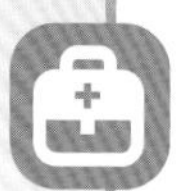

功能主治 滋肾养肝。用于肝肾阴亏，眩晕耳鸣，羞明畏光，迎风流泪，视物昏花。

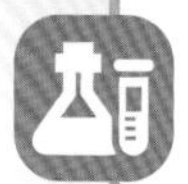

用法用量 口服。水蜜丸一次 6g，小蜜丸一次 9g，大蜜丸一次 1 丸，一日 2 次。

用药禁忌 脾胃虚寒、大便稀溏者慎用。
对本品过敏者禁用，过敏体质者慎用。
本品性状改变时禁用。

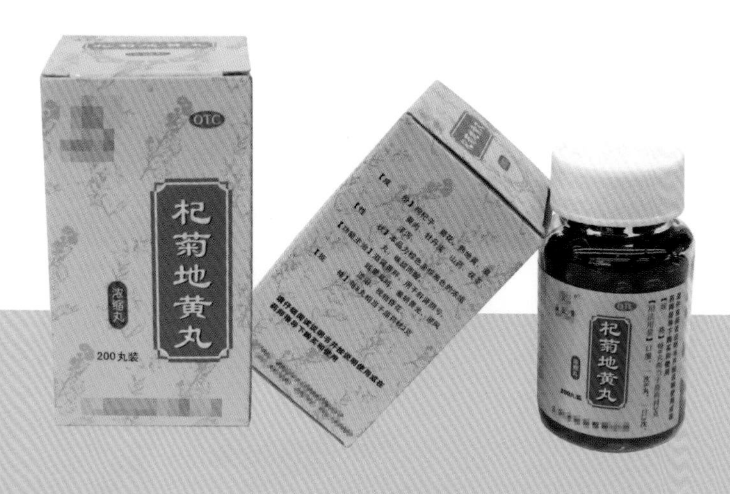

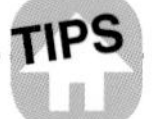

居家贴士

1. 服药期间忌不易消化的食物。
2. 感冒发热病人不宜服用。
3. 服药 4 周症状无缓解，应去医院就诊。
4. 本品合剂、丸剂（蜜丸、浓缩丸）、硬胶囊、片剂、口服液同为甲类 OTC 药。

智慧百科

如何安全选购中成药

- 辨证论治。如同为感冒，风寒或风热感冒的症状与用药就不尽相同。
- 不能从药名简单推测药效。如人参再造丸，不能起死回生，而用于治疗寒湿痹痛、四肢麻木等症；肥儿丸也非增胖药，用于治疗消化不良、虫积低热等病症。
- 注意剂型。如为儿童选药时要注意药品的口感、服用是否方便、用量是否可以控制得比较准确等问题。
- 仔细阅读说明书，关注不良反应与注意事项。
- 注意生产批号与有效期。
- 欲合并用药前咨询驻店药师或相关专业人士，了解组方中的配伍禁忌。
- 货比三家，了解性价比，不选最贵的，要选最合适的。

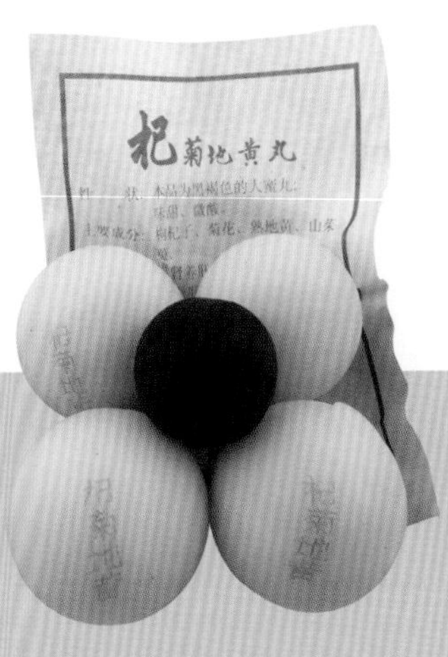

消渴丸

《中国药典》，《中国国家基本药物目录》，处方药

处方 葛根、地黄、黄芪、天花粉、玉米须、南五味子、山药、格列苯脲（Glibenclamide）。

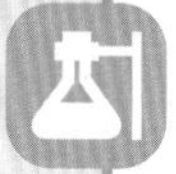

性状 黑色的包衣浓缩水丸；味甘、酸、微涩。

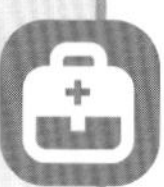

功能主治 滋阴养肾，益气生津。用于气阴两虚所致的消渴病，症见多饮、多尿、多食、消瘦、体倦乏力、眠差、腰痛；2 型糖尿病见上述证候者。

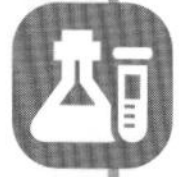

用法用量 口服。一次 5 ~ 10 丸，一日 2 ~ 3 次。饭前用温开水送服。或遵医嘱。

用药禁忌 磺胺类药物过敏者禁用。
肝肾功能不全者禁用。
1 型糖尿病患者，2 型糖尿病患者伴有酮症酸中毒、昏迷、严重烧伤、感染、严重外伤和重大手术者禁用。
胰岛素依赖型糖尿病患者、不宜服用格列苯脲的患者禁用。
白细胞减少、粒细胞缺乏、血小板减少等患者禁用。

居家贴士

1. 本品多用于2型早期轻中度糖尿病及稳定型糖尿病患者。
2. 肝炎患者、老年人、非成年人、体质虚弱、高热、恶心和呕吐、肾上腺皮质功能减退或垂体前叶功能减退者慎用。
3. 孕妇、哺乳期妇女、少年糖尿病、酮体糖尿病等患者不宜使用。
4. 服用本品时严禁加服降血糖化学类药物，并需定期测定血糖、尿糖、尿酮体、尿蛋白和肝肾功能、血象，并进行眼科检查。
5. 本品不宜与其他磺脲类药物合用。
6. 本品是处方药，服药期间需合用其他药物，需在医生指导下服用。本品含格列苯脲，严格按处方药使用，并需注意监测血糖。
7. 服药期间忌酒。
8. 偶见胃肠道反应及过敏症状。

智慧百科

也说中西药合用

- 中西药物的正确合用能加强疗效，合用不当，轻则降低疗效，重则产生毒性，导致药源性疾病。
- 通常合用时需注意：①通常合并用药的品种数越多，不良反应的发生几率越高。②治疗指数低的药物需监测血药浓度。③功效相反的中西药不宜合用，功效相近的需注意副作用的累加。④注意特殊人群用药。

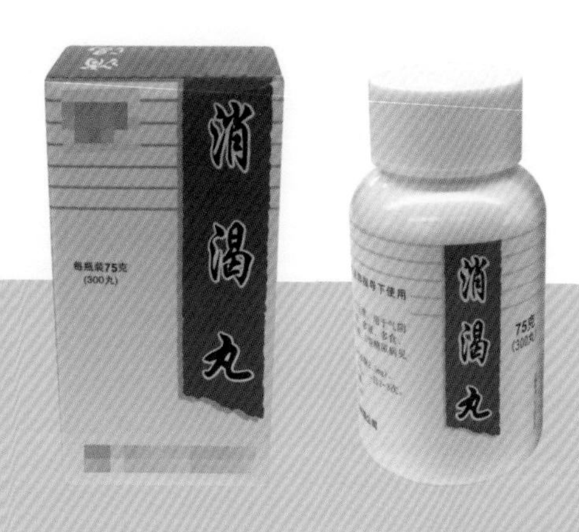

生脉饮

《中国药典》，《中国国家基本药物目录》，OTC 甲类

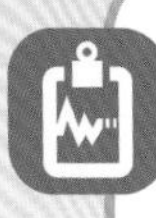

处方 红参、麦冬、五味子。

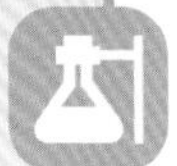

性状 黄棕色至红棕色的澄清液体；气香，味酸甜、微苦。

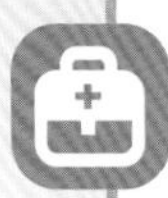

功能主治 益气复脉，养阴生津。用于气阴两亏，心悸气短，脉微自汗。

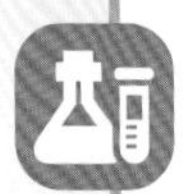

用法用量 口服。一次 10mL，一日 3 次。

用药禁忌 脾胃虚弱，呕吐泄泻，腹胀便溏、咳嗽痰多者慎用。

对本品过敏者禁用，过敏体质者慎用。

本品性状改变时禁用。

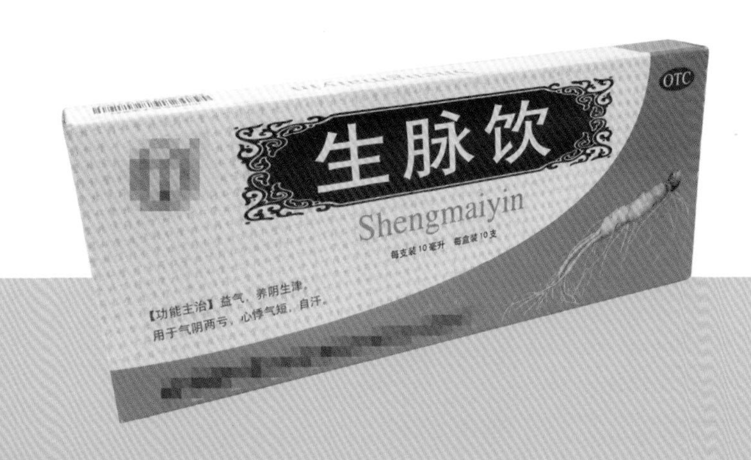

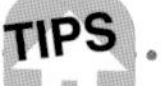

居家贴士

1. 服药期间忌不易消化的食物。
2. 感冒发热病人不宜服用。
3. 宜饭前服用。
4. 心悸气短严重者，服药 2 周症状无缓解，应去医院就诊。
5. 本品项下其他剂型有：胶囊、颗粒剂、袋泡茶、片剂、糖浆剂，均为乙类 OTC 药；《中国药典》兼收胶囊剂。

智慧百科

中成药的现代剂型

WHO 对传统医药的要求是安全、有效、稳定、均一、经济。中成药为适应现代化生产生、活的需要，剂型上也不断在改革创新。常见的现代剂型与革新目标如下：

革新方向	三效（高效、速效、长效）、三小（毒性小、反应小、用量小）、五方便（生产方便、运输方便、使用方便、保管方便、携带方便）
革新目的	在保持或提高原药功效的前提下，降低成本，提高质量，便于贮存、保管、携带及方便服用
速效剂型	口服液剂、合剂、气雾剂、舌下片、唇颊片、微型灌肠剂等
长效剂型	缓控释片、胶囊、丸剂、透皮控释制剂、长效脂质体、植入剂等
外用剂型	乳剂、膜剂、涂膜剂、橡胶膏剂等
靶向剂型	以脂质体——单克隆抗体、磁性药物、微球、微囊、纳米球、静脉乳剂等作为载体的制剂

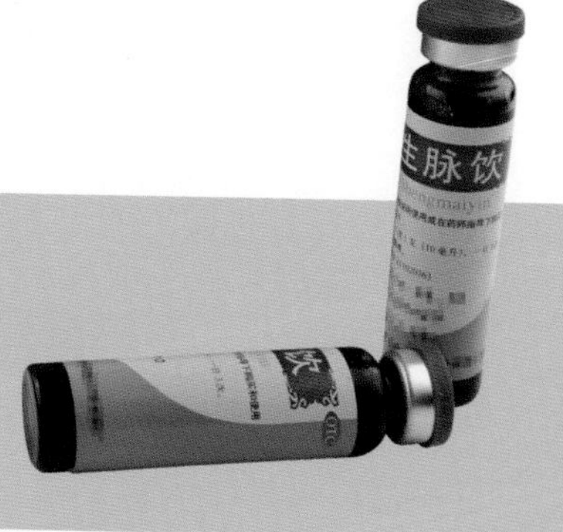

当归补血口服液

《中国药典》，OTC 甲类

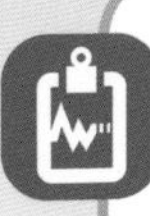

处方 当归、黄芪。

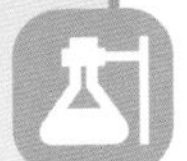

性状 棕黄色至黄棕色液体；气香，味甜、微辛。

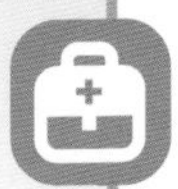

功能主治 补养气血。用于气血两虚证。

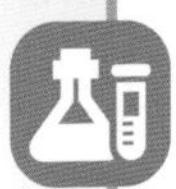

用法用量 口服。一次 10mL，一日 2 次。

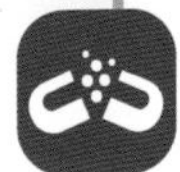

用药禁忌 高血压患者慎用。
对本品过敏者禁用，过敏体质者慎用。
本品性状改变时禁用。

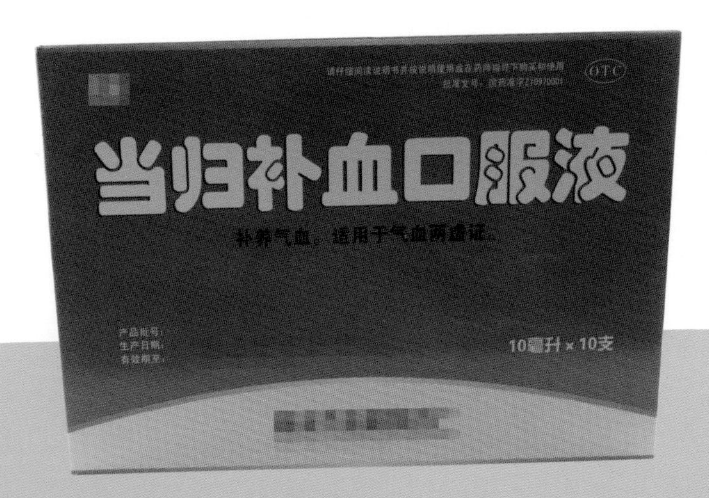

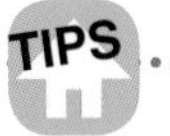

居家贴士

1. 服药期间忌油腻食物。
2. 宜饭前服用。
3. 月经提前量多，色深红或经前、经期腹痛拒按，乳房胀痛不宜服用。
4. 服药 2 周症状无改善，或症状加重，或出现新的严重症状，应停药去医院就诊。
5. 本品丸剂亦同为甲类 OTC 药。

智慧百科

当归、黄芪的主要成分与功效

当归被誉为妇科圣药，黄芪又称黄耆，有诸药之长之意，两药相配伍，成为补血益气之经典名方。

当归	藁本内酯	挥发油的主要成分，能双向调节子宫兴奋或抑制；对抗更年期症状
	阿魏酸	是天然有机酸。增强免疫力，抗氧化，消除自由基，消炎，抗菌及镇痛
	微量元素	铁：预防贫血；镁：帮助钙的消化与吸收；硒：增强免疫力，预防动脉硬化，延缓细胞氧化
黄芪	甜菜碱	保肝、降血脂、抗肿瘤等
	苦味素	排出肝脏毒素，促进肝细胞再生，增进胆汁分泌，调节体内胆固醇
	胆碱	促大脑发育，有助于预防与治疗脂肪肝，增进肝细胞再生

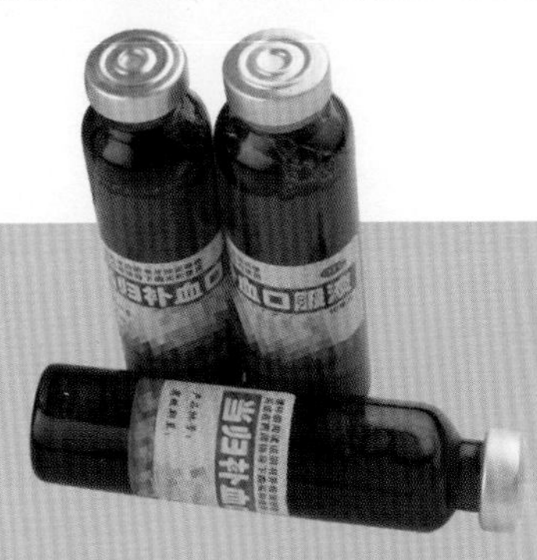

参茸卫生丸

OTC 甲类

处方　鹿茸、红参、党参、白术、龙眼肉、茯苓、熟地黄、酸枣仁等 51 味。

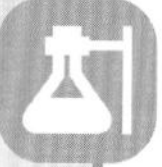

性状　黑褐色大蜜丸；气香，味甜、微苦。

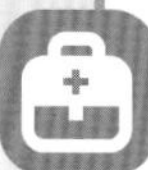

功能主治　补血益气，兴奋神经。用于气血两亏，思虑过度所致的身体虚弱，精神不振，筋骨无力，腰膝酸软，自汗盗汗，头昏眼花，妇女白带量多等症。

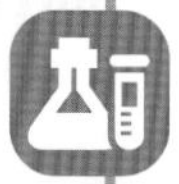

用法用量　口服。一次 1 丸，一日 2 次。

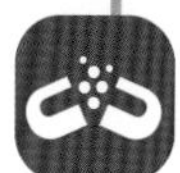

用药禁忌　儿童、孕妇禁用。
对本品过敏者禁用，过敏体质者慎用。
本品性状改变时禁用。

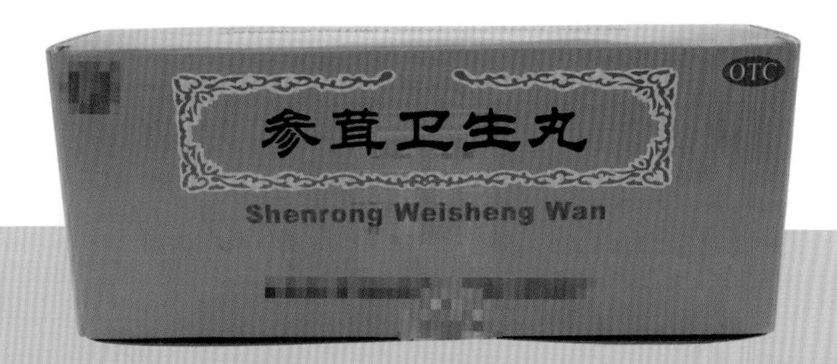

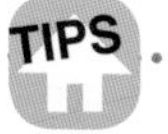

居家贴士

1. 服药期间忌食辛辣、生冷、油腻食物。
2. 本品宜饭前服用。
3. 感冒发热病人不宜服用。
4. 服药 2 周症状无缓解，应去医院就诊。

智慧百科

安全用药的“禁、忌、慎”

禁用： 严格禁止使用，用后很可能发生严重不良反应或中毒。

忌用： 不宜使用。应尽量避免使用，若病情需要，宜在医生指导下选择药理作用类同、不良反应较少的其他药物代替。

慎用： 需谨慎使用，并非绝对不能用，用前需了解药物特性与机体状态，一旦出现问题应及时停用并向医师咨询。

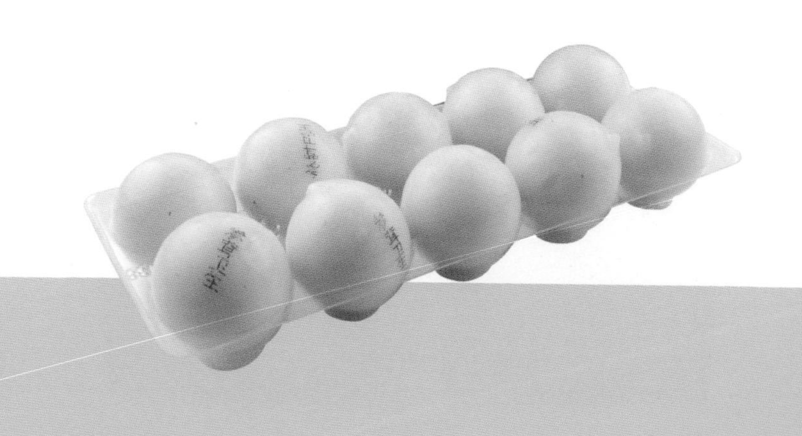

七宝美髯丸

OTC 甲类

处方 何首乌（制）、当归、补骨脂（盐水炙）、枸杞子、菟丝子、茯苓、牛膝。

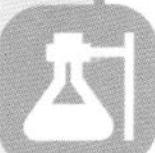

性状 黑色水丸；味甜、微苦、涩。

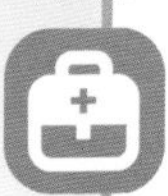

功能主治 滋补肝肾。用于肝肾不足，须发早白，遗精早泄，头眩耳鸣，腰酸背痛。

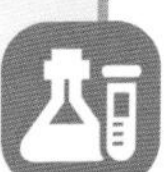

用法用量 淡盐汤或温开水冲服。一次 8g，一日 2 次。

用药禁忌 阴虚阳亢者，脾胃虚弱、呕吐泄泻、腹胀便溏、咳嗽痰多者慎用。
孕妇慎用。
对本品过敏者禁用，过敏体质者慎用。
本品性状改变时禁用。

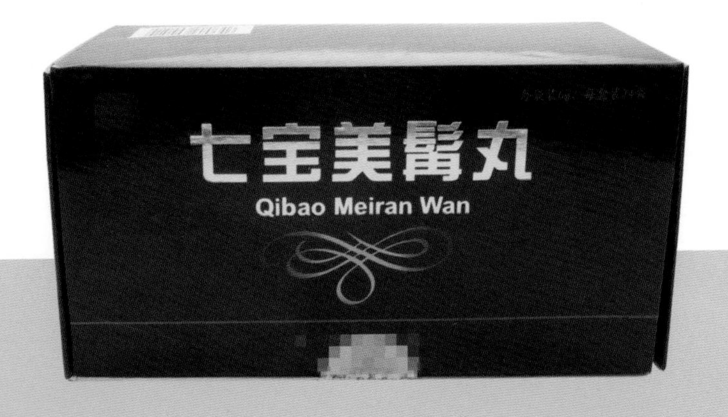

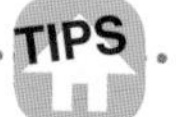

居家贴士

1. 服药期间忌不易消化食物。
2. 感冒发热病人不宜服用。
3. 宜饭前服用。
4. 服药 2 周症状无缓解，应去医院就诊。
5. 本品项下其他剂型有：颗粒剂、口服液，均为甲类 OTC 药；《中国药典》收载为其颗粒剂型。

智慧百科

补益药的使用注意

- 补与泻相结合，扶正同时要祛邪，方可调和机体平衡。
- 防止闭门留寇，即外邪未尽，过早补益，结果留邪为患。
- 防止虚不受补，即一般慢性虚证患者，不宜骤补，以免滋腻碍胃。对脾胃虚弱者，应以饮食清淡为第一要则，用山药等以补脾养胃，补肺益肾后再以药补。
- 防止损阳耗津，即阳虚有寒忌清补，阴津亏损忌温补。
- 走出误区——唯冬季进补、凡虚必补、越贵越补、妇女儿童要大补等观点皆不科学。

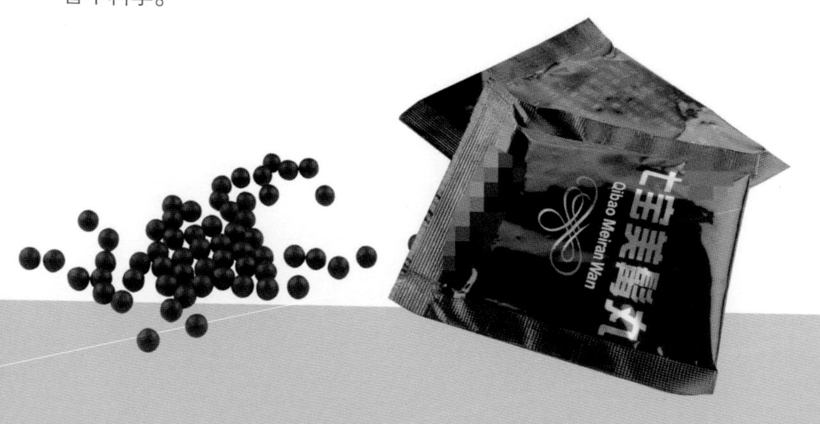

十全大补丸

《中国药典》，OTC 乙类

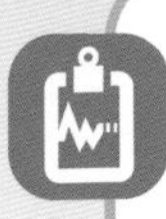

处方　党参、白术(炒)、茯苓、甘草(炙)、当归、川芎、白芍(酒制)、熟地黄、黄芪(炙)、肉桂。

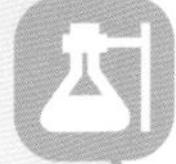

性状　棕褐色至黑褐色水蜜丸或大蜜丸；气香，味甘而微辛。

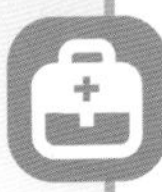

功能主治　温补气血。用于气血两虚，面色苍白，气短心悸，头晕自汗，体倦乏力，四肢不温，月经量多。

用法用量　口服。水蜜丸一次 6g，大蜜丸一次 1 丸，一日 2～3 次。

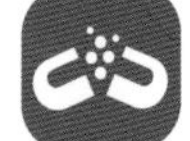

用药禁忌　孕妇忌用。
身体壮实不虚者忌服。
对本品过敏者禁用，过敏体质者慎用。
本品性状改变时禁用。

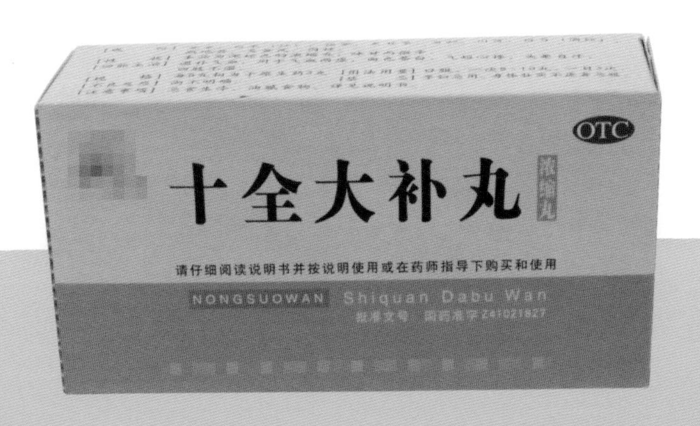

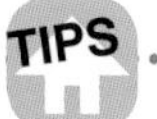

居家贴士

1. 服药期间忌不易消化食物。
2. 外感风寒、风热及实热内盛者，不宜服用。
3. 不宜和感冒类药同时服用。
4. 宜饭前或进食时服用。
5. 服药期间出现口干、便干、舌红、苔黄等症状应去医院就诊。
6. 服药 4 周症状无缓解，应去医院就诊。
7. 本品剂型众多，其中合剂、蜜丸、煎膏、酒剂、颗粒剂（冲剂）、浓缩丸、片剂、口服液、糖浆剂同为乙类 OTC 药。

智慧百科

补益类中成药的现代研究

类别	药理作用	成药列举
补气剂	调节肠胃运动，抗溃疡，促进消化液分泌，提高机体免疫力等	补中益气丸、参苓白术丸等
补血剂	增强骨髓造血功能，抑制血小板聚集，降低血液黏稠度，提高机体免疫力等	归脾丸、当归补血丸等
气血双补剂	促进多能干细胞的分化、增殖，抑制白细胞、中性粒细胞及血小板的减少，镇痛抗炎等	八珍益母丸、人参养荣丸等
补阴剂	增强免疫力、抗疲劳、耐缺氧、降血脂、降血压、改善肾功能、促进新陈代谢等	六味地黄丸、生脉饮等
补阳剂	提高 SOD，改善垂体 – 肾上腺皮质功能，延缓衰老，恢复精力；改善脂代谢、增强神经 – 体液调节；降压、降血糖等	金匮肾气丸、四神丸等
阴阳双补剂	增强免疫力，性激素样作用，抗疲劳、抗衰老等	补肾益脑片、参茸卫生丸等

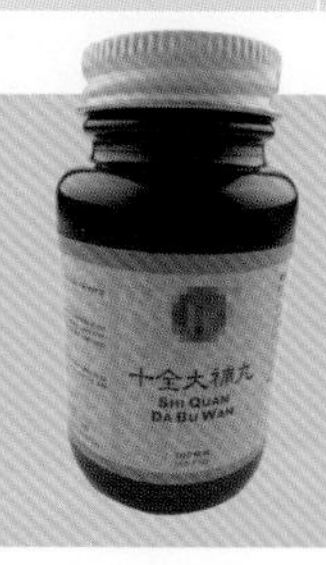

安神剂

天王补心丸

《中国药典》，《中国国家基本药物目录》，处方药

处方 丹参、当归、石菖蒲、党参、茯苓、五味子、麦冬、天冬、地黄、玄参、远志（制）、酸枣仁（炒）、柏子仁、桔梗、甘草、朱砂。

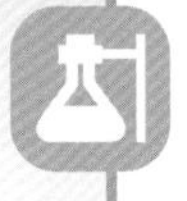

性状 棕黑色水蜜丸、褐黑色小蜜丸或大蜜丸；气微香，味甜、微苦。

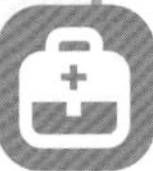

功能主治 滋阴养血，补心安神。用于心阴不足，心悸健忘，失眠多梦，大便干燥。

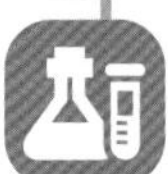

用法用量 口服。水蜜丸一次 6g，小蜜丸一次 9g，大蜜丸一次 1 丸，一日 2 次。

用药禁忌 肝肾功能不全者慎用。
糖尿病患者慎用。
脾虚便溏、畏寒肢冷、外邪未解、舌淡脉细、阴盛阳虚者慎用。
对本品过敏者禁用，过敏体质者慎用。
本品性状改变时禁用。

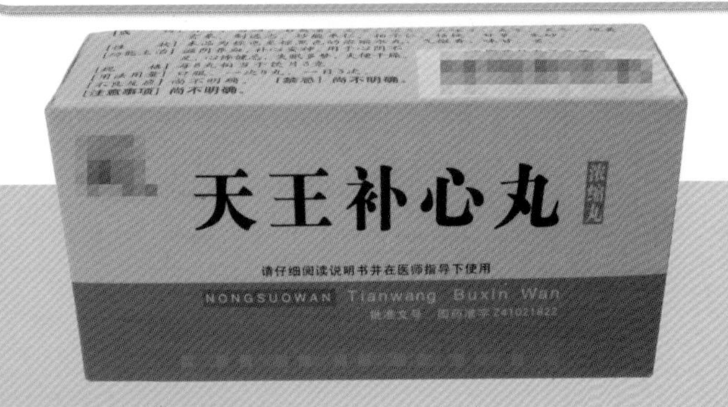

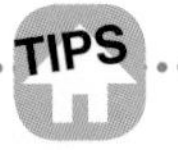

居家贴士

1. 本品处方中含朱砂，不宜过量久服。
2. 宜餐后服用。
3. 服药 1 周症状无缓解，应去医院就诊。
4. 本品是处方药，需凭医生处方购买，如合用其他药物需咨询医师或药师。
5. 本品项下天王补心液是甲类 OTC 药。

智慧百科

可能引起失眠的药物

引起失眠的原因很多，除了精神紧张、环境改变、焦虑等心理生理因素，部分药物也有可能引起失眠，如氨茶碱、喹诺酮类抗菌药、麻黄素、利尿药、对胃部有刺激的药、强心药、抗胆碱药等。此外一些疾病如心脏病、哮喘、高血压、甲亢等也可能引起失眠。相应的，一些药物有以上副作用，或也可引起失眠。

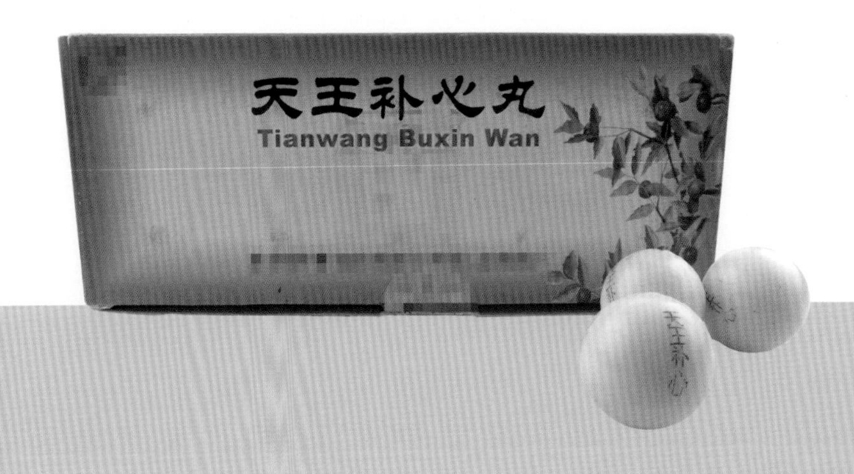

酸枣仁汤颗粒

OTC 乙类

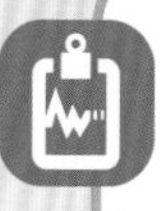

处方 酸枣仁、茯苓、知母、川芎(制)、甘草。

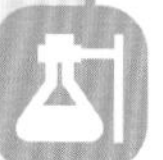

性状 棕黄色至棕褐色颗粒；气香，味微甘、微酸。

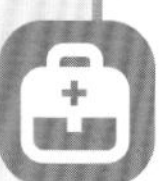

功能主治 养血安神，补肝宁心，清热除烦。用于治肝血不足，虚劳虚烦引起之睡眠不宁，脉弦细。

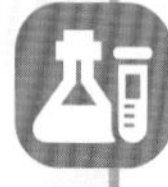

用法用量 口服。一日 3 次，每次一包。

用药禁忌 外感发热实证者忌服。
孕妇、糖尿病患者、咳嗽患者、无虚烦失眠者以及月经期间女性慎用。
对本品过敏者禁用，过敏体质者慎用。
本品性状改变时禁用。

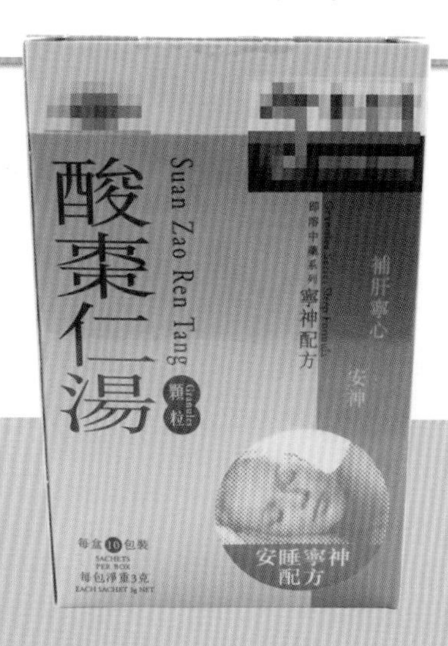

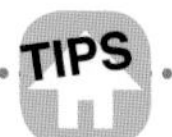

居家贴士

1. 宜餐后服用。
2. 服药 1 周症状无改善或加重者，应去医院就诊。
3. 本品合剂与糖浆剂为乙类 OTC 药。

智慧百科

失眠症的分类

失眠又称睡眠障碍，其主要症状类别：分难以入睡，睡眠不稳（多醒、熟睡困难），或早醒失眠。按其证候特点分类如下：

类别	诱因	持续时间
短暂性失眠	短暂性失眠多与突发状态有关，如遇突然打击或刺激，或外出和旅游改变生活环境等	较短
短期失眠	短期失眠多与外界环境引起的紧张状态有关，如工作、学习、考试等	2～3 周
长期失眠	精神障碍所致，如抑郁症、精神分裂或药物成瘾等	较长

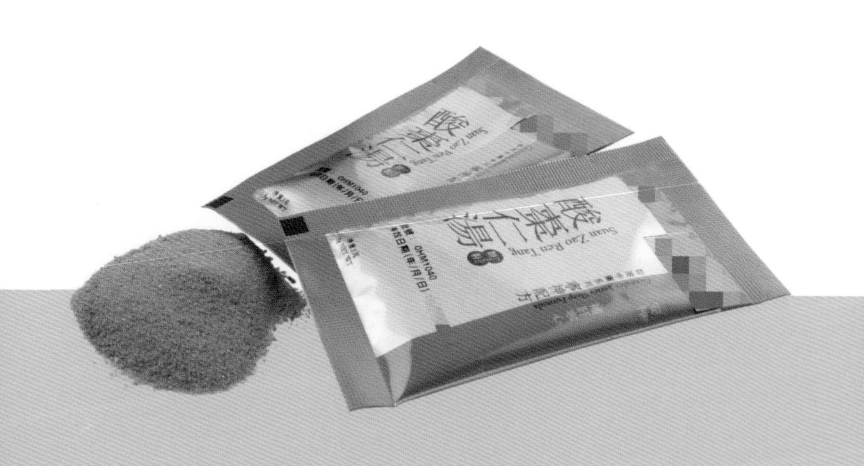

止血剂

槐角丸

《中国药典》，《中国国家基本药物目录》，OTC 乙类

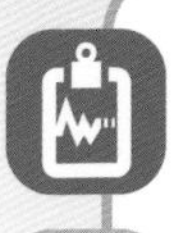

处方　槐角（炒）、地榆炭、黄芩、枳壳（炒）、当归、防风。

性状　黑褐色至黑色水蜜丸、小蜜丸或大蜜丸；味苦、涩。

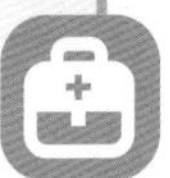

功能主治　清肠疏风，凉血止血。用于血热所致的肠风便血、痔疮肿痛。

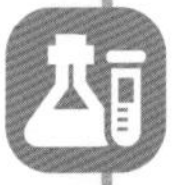

用法用量　口服。水蜜丸一次 6g，小蜜丸一次 9g，大蜜丸一次 1 丸，一日 2 次。

用药禁忌　孕妇及 3 岁以下儿童慎用。
失血多过，身体虚弱者禁用。
对本品过敏者禁用，过敏体质者慎用。
本品性状改变时禁用。

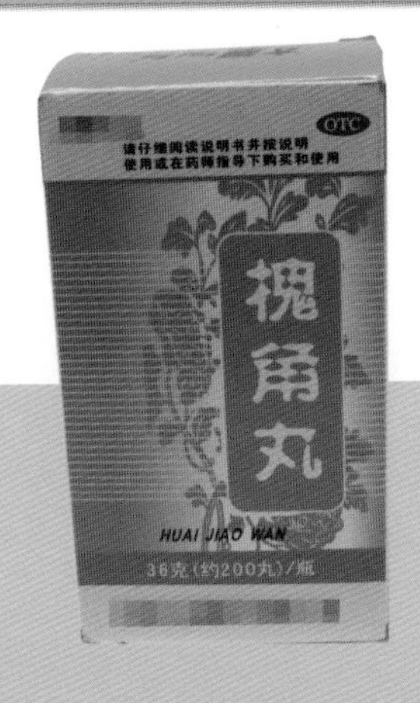

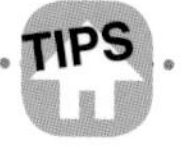

居家贴士

1. 保持大便通畅。
2. 痔疮便血、发炎肿痛严重和便血呈喷射状时，或有未明确诊断的便血，应去医院就诊。
3. 服药 3 天症状无缓解，应去医院就诊。
4. 另有地榆槐角蜜丸为乙类 OTC 药，地榆槐角水蜜丸为甲类 OTC 药，各药在组方配比上有一定区别，临床应用时需注意。

智慧百科

常用药与非处方药的关系

- 两者没有直接必然的联系。另一方面，非处方药物多为常用药；但常用药不一定都是非处方药，也含有一定比例的处方药。
- 中国国家非处方药的遴选原则为“应用安全、疗效确切、质量稳定、使用方便”，由医药学专家遴选，国家食品药品监督管理局公布。一些常见病如高血压、糖尿病等用药，虽为常用药，但考虑到其病症的特殊性，较难自我诊疗，且需根据病情调整剂量，所以未归入非处方药。

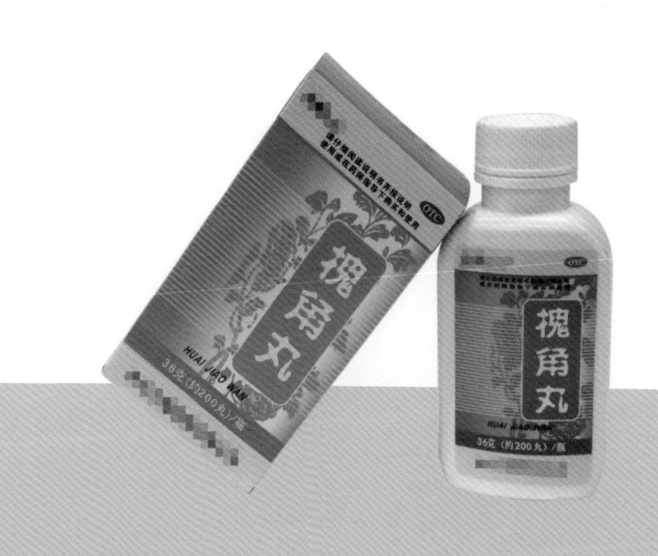

三七片

《中国药典》，OTC 甲类

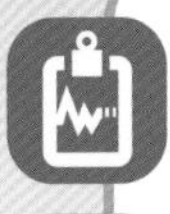

处方 三七。

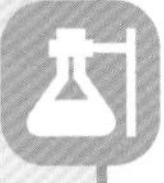

性状 灰黄色至棕黄色片；或薄膜衣片；味苦而微甜。

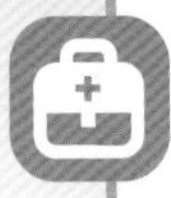

功能主治 散瘀止血，消肿止痛。用于咯血，吐血，衄血，便血，崩漏，外伤出血，胸腹刺痛，跌打肿痛。

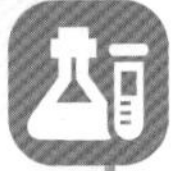

用法用量 口服。小片一次 4～12 片，大片一次 2～6 片，一日 3 次。

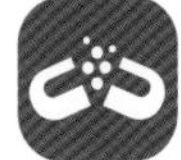

用药禁忌 孕妇忌服。
对本品过敏者禁用，过敏体质者慎用。
本品性状改变时禁用。

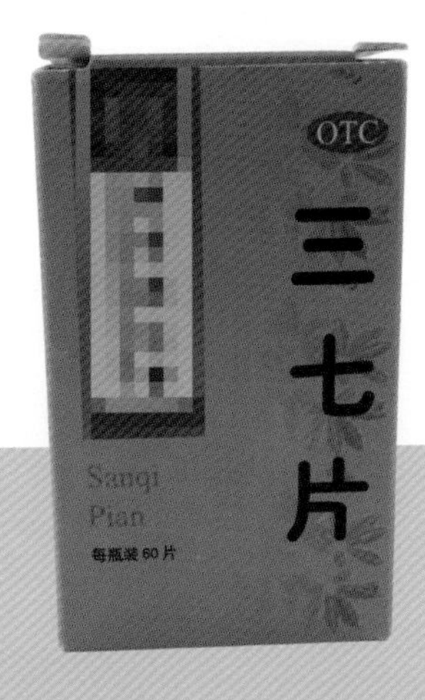

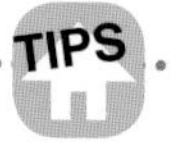

居家贴士

1. 经期妇女应在医师指导下服用。
2. 服药 3 天症状无缓解，或出血较多不止者，应去医院就诊。
3. 本品片剂、硬胶囊，以及生三七散（粉）、生三七丸同为甲类 OTC 药。

智慧百科

三七的功效与现代研究

三七出自《本草纲目》：又名山漆、金不换，历来为伤科圣药，也是常见止血祛瘀药。现代研究发现，其主要成分与功效如下：

主要成分	药理作用
皂苷（人参皂苷 Rb_2、R_d、R_c、R_e、Rg_1、Rg_1，Rh_2；三七皂苷 R_1、R_2、R_3、R_4、R_6、R_7 等）	抑制中枢神经系统，镇静，安眠，解热，促进血清蛋白合成，促进胆甾醇的合成与分解，抑制中性脂肪分解，抗溶血，抗炎，抗肿瘤，镇静等
黄酮	改善血液微循环
挥发油	抑制大脑延髓，镇静安神
糖类（单糖、葡萄糖以及低聚糖和多糖）	免疫促进
氨基酸及微量元素	益于人体的内分泌调节、生长发育、创伤愈合等，其中三七氨酸有止血作用

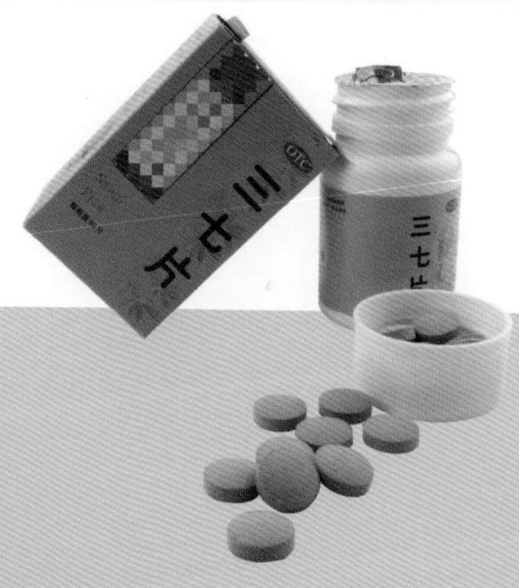

祛瘀剂

麝香保心丸

《中国药典》，《中国国家基本药物目录》，处方药

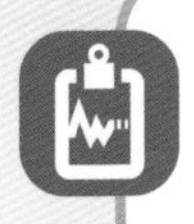

处方 人工麝香、人参提取物、人工牛黄、肉桂、苏合香、蟾酥、冰片。

性状 黑褐色有光泽的水丸，破碎后断面为棕黄色；味苦、辛凉，有麻舌感。

功能主治 芳香温通，益气强心。用于气滞血瘀所致的胸痹，症见心前区疼痛、固定不移；心肌缺血所致的心绞痛、心肌梗死见上述证候者。

用法用量 口服。一次 1～2 丸，一日 3 次；或症状发作时服用。

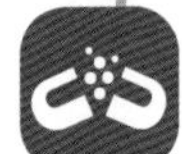

用药禁忌 孕妇禁用。
运动员慎用。
对本品过敏者禁用，过敏体质者慎用。
本品性状改变时禁用。

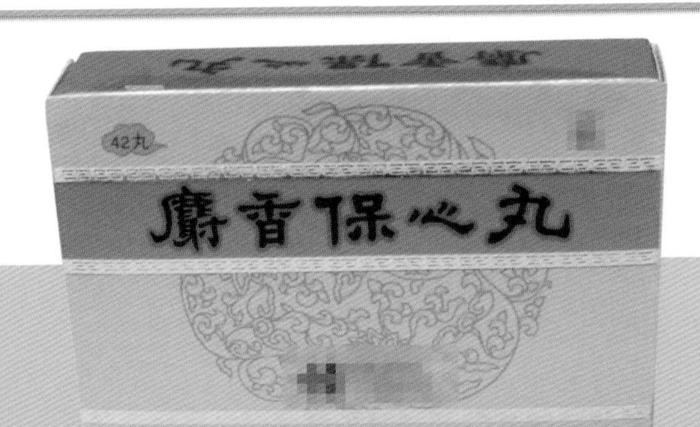

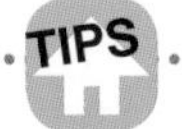

居家贴士

1. 冠心病早防早治，其预防一般需“必要、间歇、长期”。
2. 偶见轻度上腹不适、恶心、唇舌麻木感等不良反应，出现后可减量或停药。
3. 本品属于处方药物，在药店需凭医生处方购买。

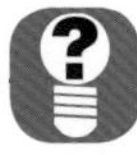

智慧百科

真假麝香的鉴别

正品天然麝香：来源于脊索动物门哺乳科动物林麝、马麝或原麝成熟雄体香囊中的干燥分泌物。由于其名贵，伪品层出不穷。鉴别时需注意：

看	毛壳麝香外形应生长自然，不饱满，内有黄香黑子，即散香的黄泡细粉与表面黑色剖开黄色的当门子
触	手压有弹性，取少许置于掌中用手来回搓，细腻成条而不脱色黏手，香浓经久不散
闻	香气浓郁，舌尝少许，溶化无渣，有香气如线状直入心脾
水试	用热水泡之，不立刻溶化，而水微黄澄清无纤维、淀粉、沙粒等杂质
火试	火烧之，油点似珠现白色灰烬，芳香四溢
其他	置于吸水的洁白纸上，将纸折合，用手压挤，纸上不染色，不显水迹或油迹

人造麝香，指用合成方法得到的具有麝香香味的香料，多用于化妆品中。

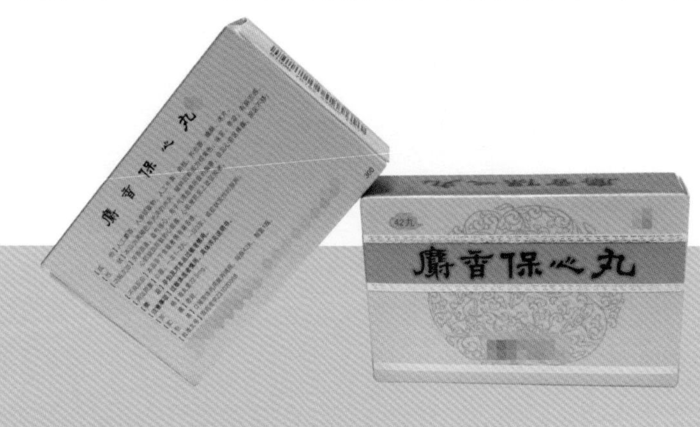

复方丹参片

《中国药典》，《中国国家基本药物目录》，处方药

处方 丹参、三七、冰片。

性状 糖衣片或薄膜衣片，除去包衣后显棕色至棕褐色；气芳香，味微苦。

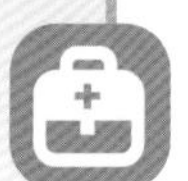

功能主治 活血化瘀，理气止痛。用于气滞血瘀所致的胸痹，症见胸闷、心前区刺痛；冠心病心绞痛见上述证候者。

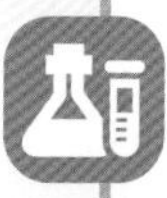

用法用量 口服。一次 3 片或 1 片，一日 3 次。

用药禁忌 孕妇慎用。
肝肾功能异常者慎用。
对本品过敏者禁用，过敏体质者慎用。
本品性状改变时禁用。

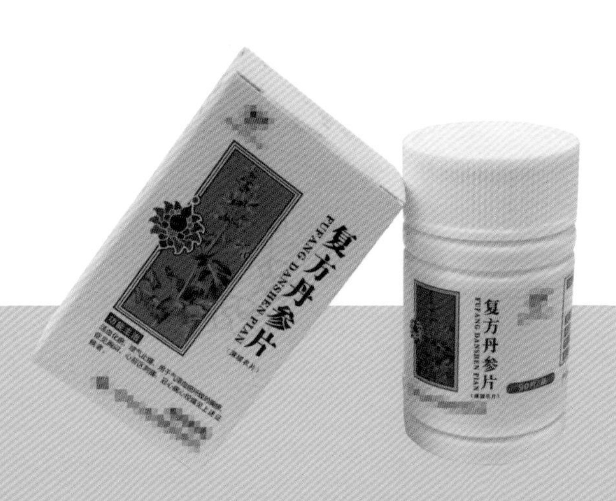

TIPS

居家贴士

1. 服药期间宜少喝浓茶或咖啡。
2. 有出血倾向患者，如血小板减少、咯血、鼻出血等患者不宜。
3. 如出现剧烈心绞痛、心肌梗死等，应及时救治。
4. 本品对胃肠道有一定刺激性，故冠心病兼食道炎、胃炎、胃与十二指肠溃疡者，尤其是虚寒体质者不宜。
5. 偶见胃肠道症状或皮疹，月经过多等不良反应。
6. 不宜久服或与抗酸药合用。
7. 服药过程中需适当补钾，可多吃富钾食物，如香蕉、橘等。
8. 《中国药典》兼收颗粒剂、滴丸剂。

智慧百科

从丹参滴丸说美国 FDA

- 早在 1997 年，复方丹参滴丸获准在美国进行临床试验；2006 年，获准在美进行 II 期临床试验，并于 2010 年 8 月完成。随后厂家和相关媒体对此给予了广泛而猛烈的宣传报道，国人亦寄希望该药能开创中成药以药品身份进入美国的新纪元。目前中药及其制剂在美国都作为保健品出售，唯一获得认可的植物制剂是德国生产的绿茶提取物 Veregen，用于治疗性病疣。
- FDA (U.S. Food and Drug Administration)，即美国食品药品管理局，是国际医疗审核权威机构，由美国国会即联邦政府授权，为食品与药品管理的最高执法机关。在美国等近百个国家，只有通过了 FDA 认可的材料、器械和技术才能进行商业化临床应用。换言之，任何药品在美国上市销售，必须先通过 FDA 认证；此认证也是药品安全有效的全面确认。

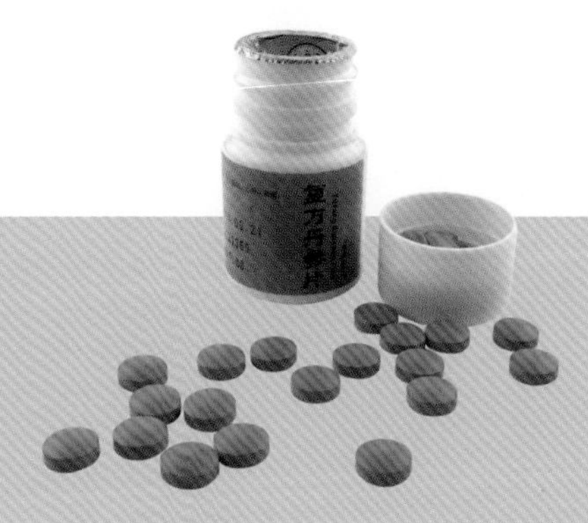

血府逐瘀胶囊

《中国药典》，《中国国家基本药物目录》，处方药

处方 柴胡、当归、地黄、赤芍、红花、桃仁（炒）、枳壳（麸炒）、甘草、川芎、牛膝、桔梗。

性状 硬胶囊，内容物为棕色至棕褐色颗粒和粉末；气辛，味微苦。

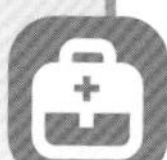

功能主治 活血祛瘀，行气止痛。用于气滞血瘀所致的胸痹、头痛日久、痛如针刺而有定处、内热烦闷、心悸失眠、急躁易怒。

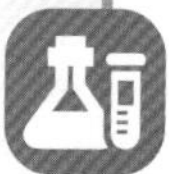

用法用量 口服。一次6粒，一日2次；一个月为一个疗程。

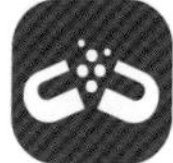

用药禁忌 忌食辛冷食物。
孕妇禁用。
对本品过敏者禁用，过敏体质者慎用。
本品性状改变时禁用。

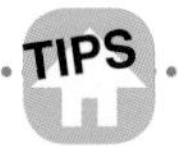

居家贴士

本品属于处方药物，在药店需凭医生处方购买。

智慧百科

基本药物与非处方药

- 两者没有直接必然联系，品种上有一定交叉。
- 基本药物来源于卫生部颁布的《国家基本药物目录》，品种较少，其中中成药是203个品种，包括处方药和非处方药品种。收录原则为“适应基本医疗卫生需求，剂型适宜，价格合理，能够保障供应，公众可公平获得”。
- 非处方药来源于CFDA分多个批次公布的《非处方药目录》，品种较多。遴选原则为“应用安全，疗效确切，质量稳定，使用方便”。

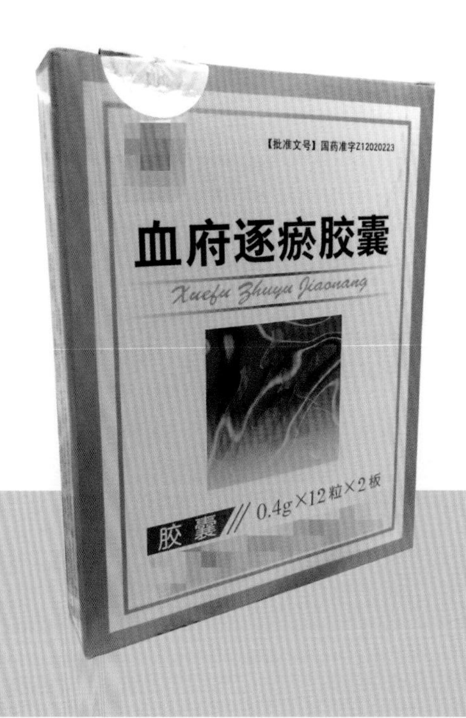

冠心苏合丸

《中国药典》，《中国国家基本药物目录》，处方药

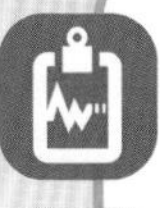

处方 苏合香、冰片、乳香（制）、檀香、土木香。

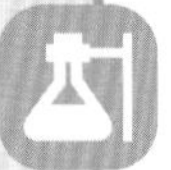

性状 深棕色至棕褐色的大蜜丸；气芳香，味苦、凉。

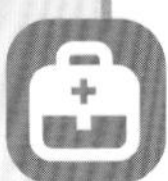

功能主治 理气，宽胸，止痛。用于寒凝气滞，心脉不通所致的胸痹，症见胸闷、心前区疼痛；冠心病心绞痛见上述证候者。

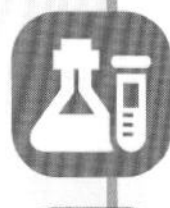

用法用量 嚼碎服。一次1丸，一日1～3次；或遵医嘱。

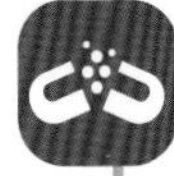

用药禁忌 孕妇禁用。
闭证和脱证忌用。
对本品过敏者禁用，过敏体质者慎用。
本品性状改变时禁用。

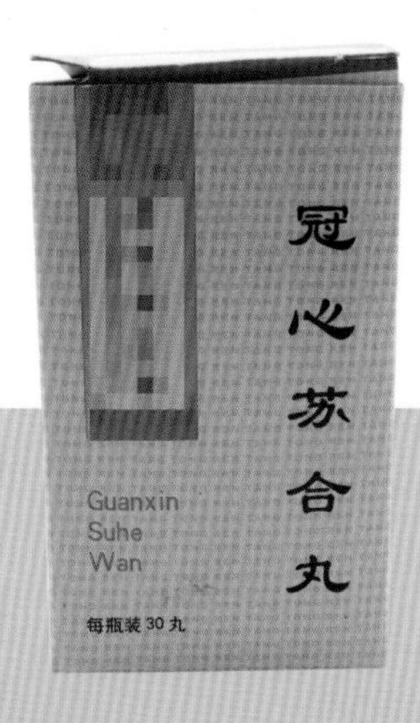

TIPS

居家贴士

1. 内热体质患者及同时伴有胃炎、胃溃疡、食管炎的冠心病、心绞痛患者不宜。
2. 偶见上腹不适、胃痛、咽痛、胸闷、面部皮炎等轻微副作用，继续用药后应会消失。
3. 不宜久服。
4. 本品属于处方药物，在药店需凭医生处方购买。

智慧百科

心血管疾病的保健

- 预防危险因素，即身体超重、蛋白质缺乏、膳食纤维缺乏、盐摄入量较大。
- 合理膳食，即控制胆固醇、脂肪摄入量，多吃富含维生素 C 的食物，增加膳食纤维，低盐，少食多餐。
- 良好的生活习惯，戒烟限酒，少喝浓茶，加强太极等不剧烈的有氧运动。
- 食疗，多吃鱼油、山楂、大蒜、海带、莲子、洋葱、燕麦、大豆、玉米须等。
- 按医嘱服药，并定期复诊。

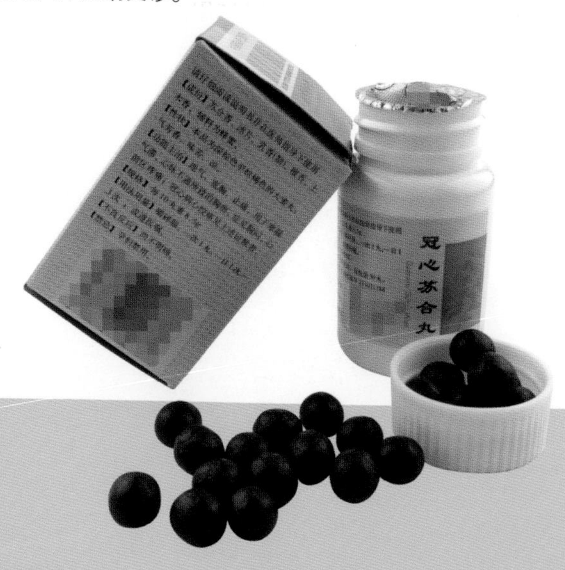

速效救心丸

《中国国家基本药物目录》，处方药

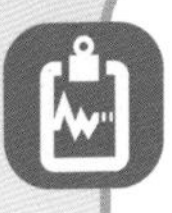

处方 冰片、川芎。

性状 棕黄色滴丸；气凉，味微苦。

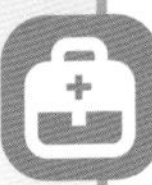

功能主治 行气活血，祛瘀止痛，增加冠脉血流量，缓解心绞痛。用于气滞血瘀型冠心病，心绞痛。

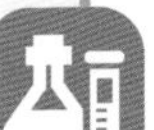

用法用量 含服。一次4～6粒，一日3次；急性发作时，一次10～15粒。

用药禁忌 对本品过敏者禁用，过敏体质者慎用。
本品性状改变时禁用。

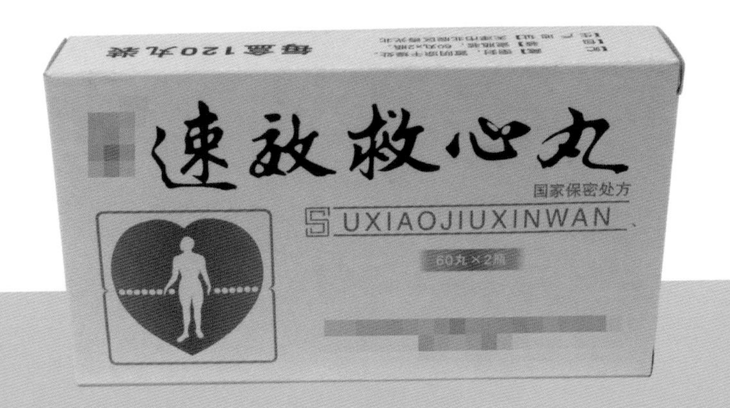

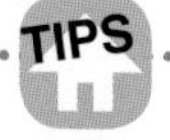

居家贴士

1. 服用时最好取坐姿，切勿吞服。
2. 患者发现自身心绞痛发作规律性症状出现时，如胸闷、心前不适、左肩膀酸沉等，应立即含服。
3. 服药 10 分钟后症状不缓解，可再含服 1 次；如两次都不缓解，须立即送最近的医院急救。
4. 如舌下含服后，无药物的苦辣味和凉麻感，则说明药品可能已失效，应停用。
5. 不宜长期过量使用。
6. 现代临床也用于其他痛症的治疗，如痛经、血管性头痛、肾绞痛、胃脘痛等。
7. 本品属于处方药物，在药店需凭医生处方购买。

智慧百科

含片的类型

广义上的含片指口腔用片剂，包括多个不同剂型，但服用时均需注意让其在口中融化而非咀嚼，另外服药一段时间内，不要吃东西，不要饮用任何液体。

剂型	概念
含片	含于口腔中，药物缓慢溶释出的片剂
舌下片	舌下迅速融化，药物经舌下黏膜吸收而发挥全身作用的片剂
唇颊片	药片放在上唇与门齿牙龈一侧之间的高处，通过颊黏膜被吸收
口腔贴片	黏贴于口腔，经黏膜吸收后起局部或全身作用的片剂

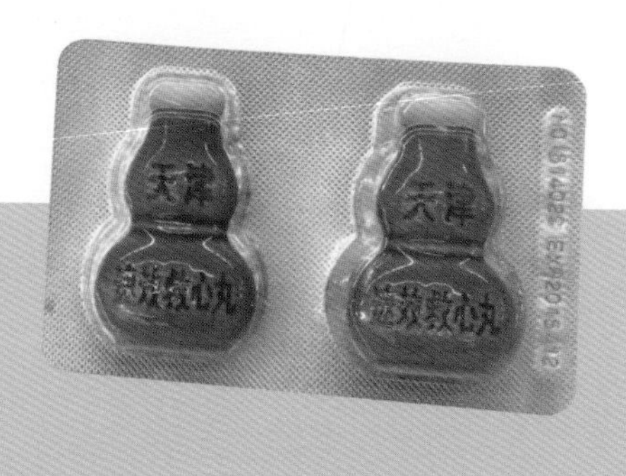

地奥心血康胶囊

《中国药典》，《中国国家基本药物目录》，处方药

处方　薯蓣科植物黄山药（*Dioscorea panthaica*）、穿龙薯蓣（*Dioscorea nipponica*）的根茎提取物。

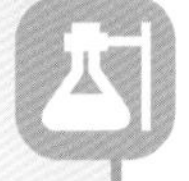

性状　硬胶囊，浅黄色至棕黄色的颗粒和粉末；味微苦。

功能主治　活血化瘀，行气止痛，扩张冠脉血管，改善心肌缺血。用于预防和治疗冠心病、心绞痛以及瘀血内阻之胸痹、眩晕、气短、心悸、胸闷或痛。

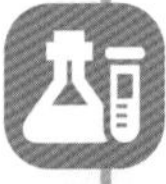

用法用量　口服。一次 1～2 粒，一日 3 次。

用药禁忌　月经量多的经期妇女慎用。
对本品过敏者禁用，过敏体质者慎用。
本品性状改变时禁用。

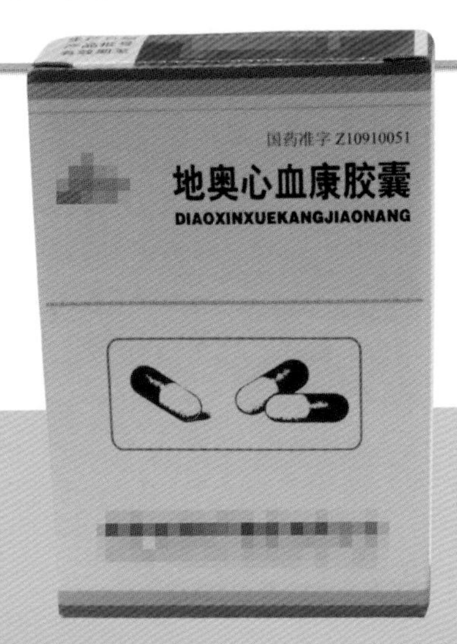

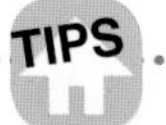

居家贴士

1. 本品可能致肝损害、血尿、腹泻、嗜睡等。
2. 本品可致过敏性药疹、皮肤瘙痒等。
3. 偶有头晕头痛者，可自行缓解。
4. 极少数病例空腹服用后见胃肠道不适。
5. 本品属于处方药物，在药店需凭医生处方购买。

智慧百科

中国第一个欧盟植物药

2012 年 4 月 18 日，中国科学院举行新闻发布会，正式宣布地奥心血康胶囊以治疗性药品身份通过荷兰药品评价委员会的注册，获准在该国上市。根据欧盟成员国药政管理互认可的相关协议，该药在欧盟其他国家也将获得上市许可。这是中国成功进入欧盟市场的第一个具有自主知识产权的治疗性药品，也是欧盟成员国以外获得市场准入的第一个植物药。

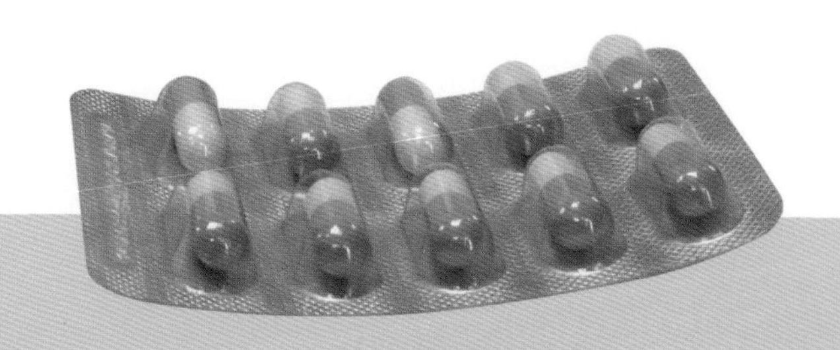

通心络胶囊

《中国药典》，《中国国家基本药物目录》，处方药

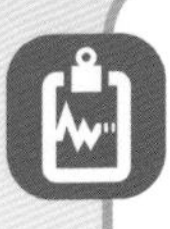

处方 人参、水蛭、全蝎、赤芍、蝉蜕、土鳖虫、蜈蚣、檀香、降香、乳香（制）、酸枣仁（炒）、冰片。

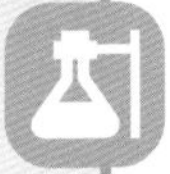

性状 硬胶囊，内容物为灰棕色至灰褐色颗粒和粉末；气香、微腥，味微咸、苦。

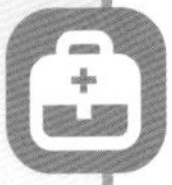

功能主治 益气活血，通络止痛。用于冠心病心绞痛属心气虚发、血瘀络阻证，症见胸部憋闷，刺痛、绞痛，固定不移，心悸自汗，气短乏力，舌质紫暗或有瘀斑，脉细涩或结代。亦用于气虚血瘀络阻型中风病，症见半身不遂或偏身麻木，口舌歪斜，言语不利。

用法用量 口服。一次 2～4 粒，一日 3 次。

用药禁忌 出血性疾病、孕妇及妇女经期及阴虚火旺型中风禁用。
对本品过敏者禁用，过敏体质者慎用。
本品性状改变时禁用。

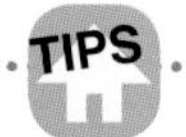

居家贴士

1. 服药后胃部不适者宜改为饭后服用。
2. 本品属于处方药物，在药店需凭医生处方购买。

智慧百科

冠心病的高危诱因

- 年龄。男性40岁以上，女性45岁以上即进入易患人群，且近年来有所提前。
- 疾病。高血压、糖尿病、高同型半胱氨酸血症，以及肺炎衣原体、巨细胞病毒等感染的患者，其冠心病发病率高。
- 血脂紊乱。
- 不良习惯。吸烟、体力活动少。
- 遗传因素。父母患冠心病，其子女患病机会也增加。
- 精神紧张。

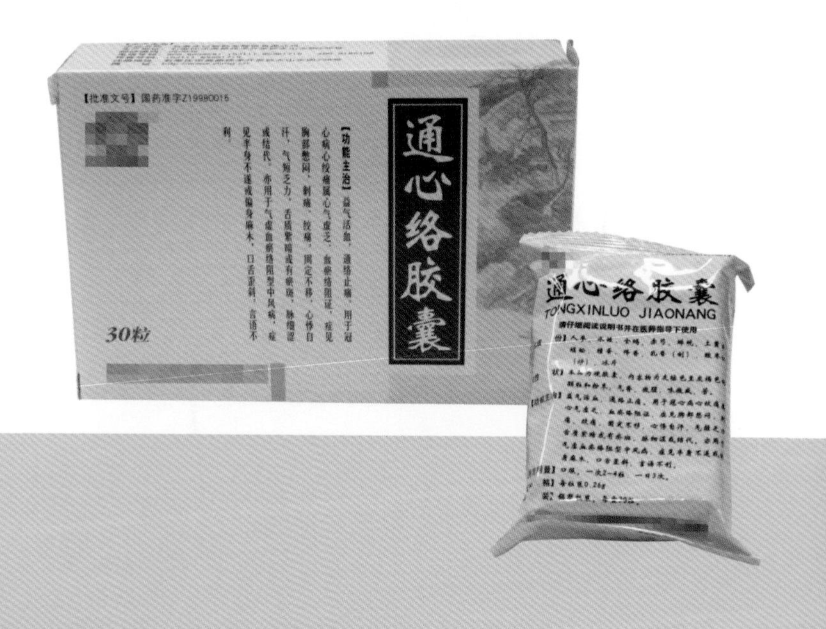

人参再造丸

《中国药典》，处方药

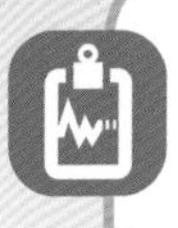

处方 人参、蕲蛇（酒制）、广藿香、檀香、母丁香、玄参、细辛、香附（醋制）等 56 味。

性状 黑色大蜜丸；味甜、微苦。

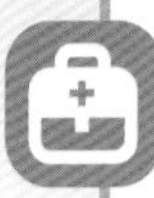

功能主治 益气养血，祛风化痰，活血通络。用于气虚血瘀、风痰阻络所致的中风，症见口眼歪斜、半身不遂、手足麻木、疼痛、拘挛、言语不清。

用法用量 口服。一次 1 丸，一日 2 次。

用药禁忌 肝肾功能不全者、孕妇忌服。
运动员慎用。
对本品过敏者禁用，过敏体质者慎用。
本品性状改变时禁用。

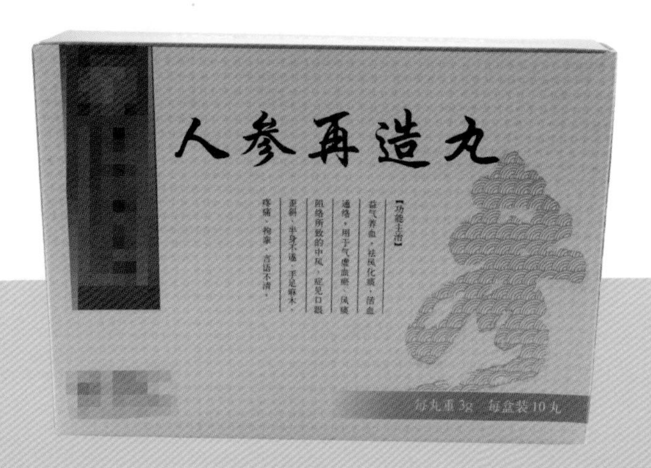

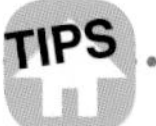

居家贴士

1. 服用时不可整丸吞服。
2. 服药期间，不宜同服含有藜芦、五灵脂、郁金的药物。
3. 不宜与碘化钾、硫酸亚铁等同用。
4. 不宜过量或久服。
5. 服用本品应定期检查血、尿中汞离子浓度，检查肝肾功能，超过限度者立即停用。
6. 本品属于处方药物，在药店需凭医生处方购买。

智慧百科

人参的选购

人参是大补元气之佳品，品种规格上包括野山参、生晒参、红参等，在选购时主要通过其性状特征进行比较鉴别。

品种	性状
野山参	伶俐短横体；马牙雁脖芦；紧密铁线纹；珍珠疙瘩须
生晒参	体饱满、去净艼须、深土黄色、皮细、无破损
红参	主体半透明，表面红棕色，外披"黄马褂"（黄色粗皮），有光泽，有皮有肉，无损伤

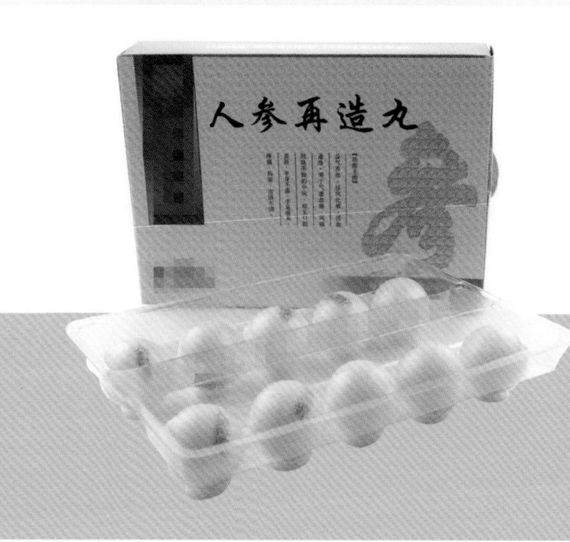

理气剂

逍遥丸

《中国药典》，《中国国家基本药物目录》，OTC 甲类

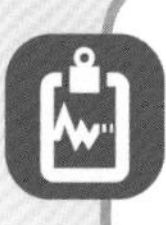

处方 柴胡、当归、白芍、炒白术、茯苓、炙甘草、薄荷。

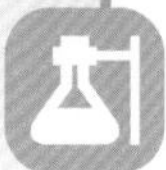

性状 棕褐色大蜜丸；味甜。

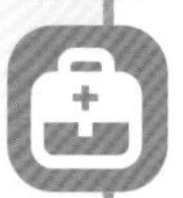

功能主治 疏肝健脾，养血调经。用于肝郁脾虚所致的郁闷不舒、胸胁胀痛、头晕目眩、食欲减退、月经不调。

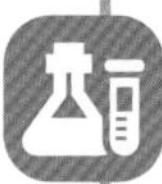

用法用量 口服。一次 1 丸，一日 2 次。

用药禁忌 对本品过敏者禁用，过敏体质者慎用。
本品性状改变时禁用。

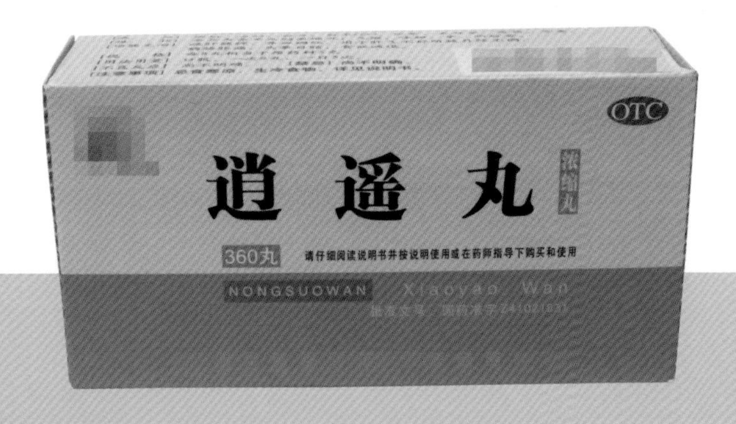

TIPS

居家贴士

1. 感冒时不宜服本品。
2. 平素月经正常，突然经量少、错后，或阴道不规则出血，应去医院就诊。
3. 服药 2 周症状无改善、孕妇或欲长期服用者应向医师咨询。
4. 月经量过多者不宜使用。
5. 本品丸剂（大蜜丸、浓缩丸、水丸）、颗粒剂、口服液、合剂同为甲类 OTC 药；《中国药典》收载大蜜丸、水丸、颗粒剂。

智慧百科

药房与药行的区别

- 中国内地零售药品之处都为药店，药房多指医院的领药部门。
- 香港地区，则分药房与药行进行药物的零售。药房，有专有标志及聘有药师，可配售医生处方及售卖第一类毒药如止痛药、止泻药等。药行则无聘请药师，不能配方，也不能售卖第一类毒药，只能售卖第二类毒药和其他普通药物。由于中成药在香港地区全部属非处方药，所以在药房和药行均可售卖。

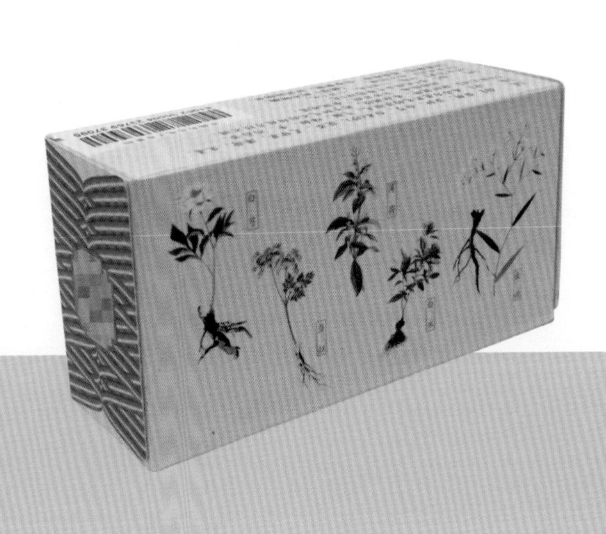

气滞胃痛颗粒

《中国药典》，《中国国家基本药物目录》，OTC 甲类

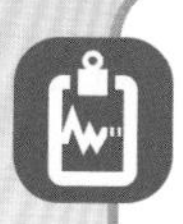

处方 柴胡、延胡索（炙）、枳壳、香附（炙）、白芍、甘草（炙）。

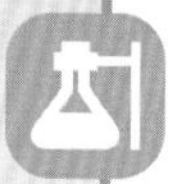

性状 淡棕色至棕黄色颗粒；具特异香气，味甜、微苦辛。

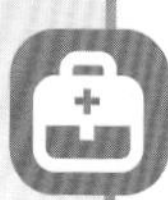

功能主治 疏肝理气，和胃止痛。用于肝郁气滞，胸痞胀满，胃脘疼痛。

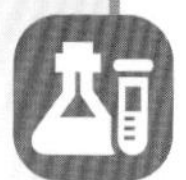

用法用量 开水冲服。一次 5g，一日 3 次。

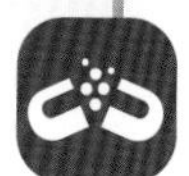

用药禁忌 孕妇慎用。
对本品过敏者禁用，过敏体质者慎用。
本品性状改变时禁用。

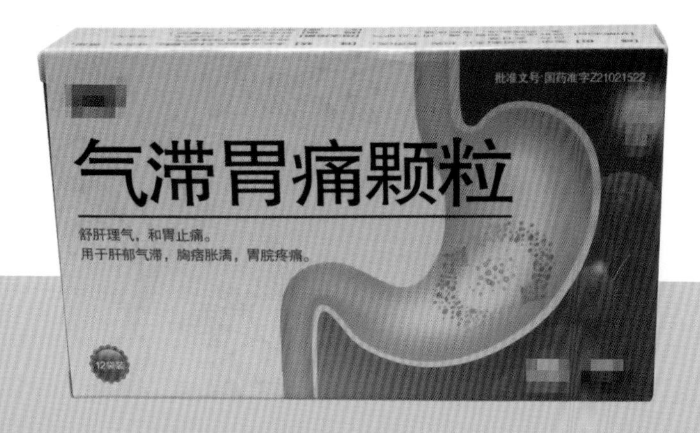

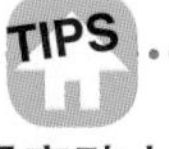

居家贴士

1. 服药期间忌气怒、忧郁，忌食辛辣食物，宜清淡饮食。
2. 重度胃痛患者应在医师指导下服用。
3. 服药 3 天后症状无改善者应停药并去医院就诊。
4. 本品颗粒剂（冲剂）、片剂同为甲类 OTC 药；《中国药典》兼收片剂。

智慧百科

常见胃病类型与胃药

类型	症状	中成药选列
脾胃虚寒型胃痛	胃凉隐痛、空腹病重、喜温喜按、稍食痛轻、食欲不好、怕冷、便稀等	香砂养胃丸、小建中颗粒、健脾片、虚寒胃痛胶囊等
伤食停滞型胃痛	胃部胀满，嗳出腐酸气，呕吐后症状减轻，大便不畅等	大山楂丸、加味保和丸
肝气犯胃型胃痛	胃部胀痛，痛窜后背，气怒时更重，经常嗳气，大便不畅等	加味左金丸、养胃舒胶囊、气滞胃痛颗粒、胃苏冲剂等

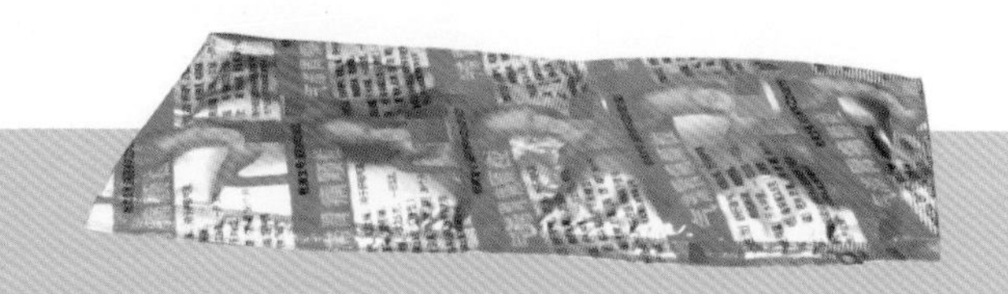

胃苏颗粒

《中国国家基本药物目录》，OTC 甲类

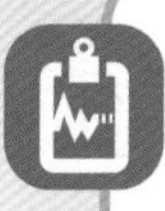

处方 紫苏梗、香附、陈皮、香橼、佛手、枳壳、槟榔、鸡内金（制）。

性状 棕色颗粒；味苦。

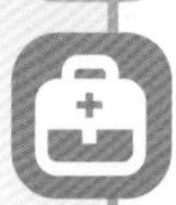

功能主治 理气消胀，和胃止痛。用于气滞型胃脘痛。

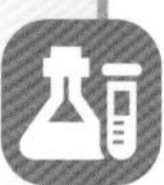

用法用量 温开水送服。一次 5g，一日 3 次。

用药禁忌 孕妇忌服。
对本品过敏者禁用，过敏体质者慎用。
本品性状改变时禁用。

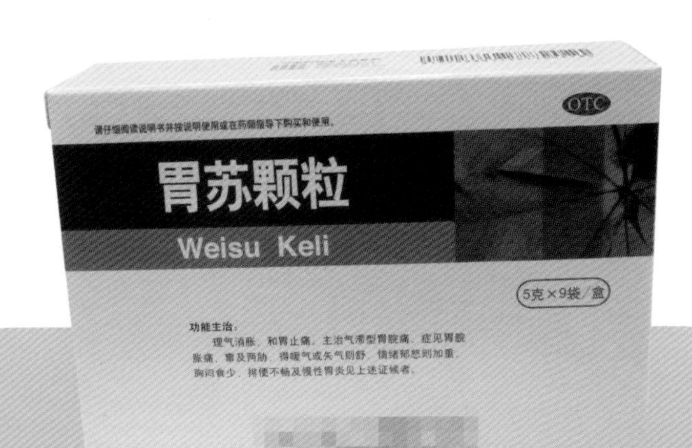

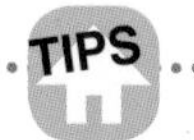

居家贴士

1. 服药期间忌气怒，需保持情绪稳定。
2. 服药期间忌食生冷、油腻食物，宜清淡饮食。
3. 服药 3 天后症状无改善者应停药并去医院就诊。

智慧百科

服药之饭前饭后讲究

一般而言，饭前服药，利于药物的充分吸收；饭后服药，能减轻药物对胃部的刺激，避免因药味引起恶心、食欲不振等症状。

大部分药物都可饭后服用。但下列药物应在饭前服用：

驱虫药、泻药、健胃药、收敛药、胃壁保护及抗酸药、肠胃解痉药、肠溶片丸剂、滋补药、助消化药。

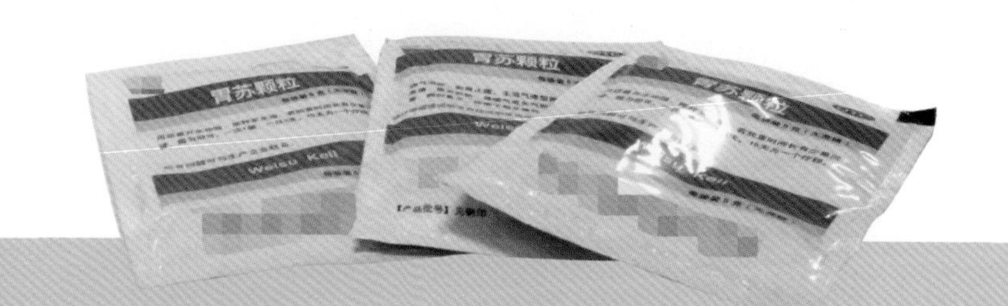

元胡止痛片

《中国药典》，《中国国家基本药物目录》，OTC 甲类

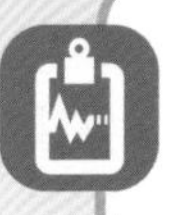

处方　延胡索（醋制）、白芷。

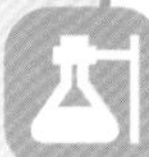

性状　糖衣片或薄膜衣片，去包衣后显棕褐色；气香，味苦。

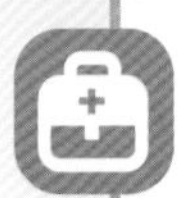

功能主治　理气，活血，止痛。用于气滞血瘀的胃痛，胁痛，头痛及痛经。

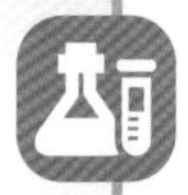

用法用量　口服。一次 4～6 片，一日 3 次，或遵医嘱。

用药禁忌　对本品过敏者禁用，过敏体质者慎用。
本品性状改变时禁用。

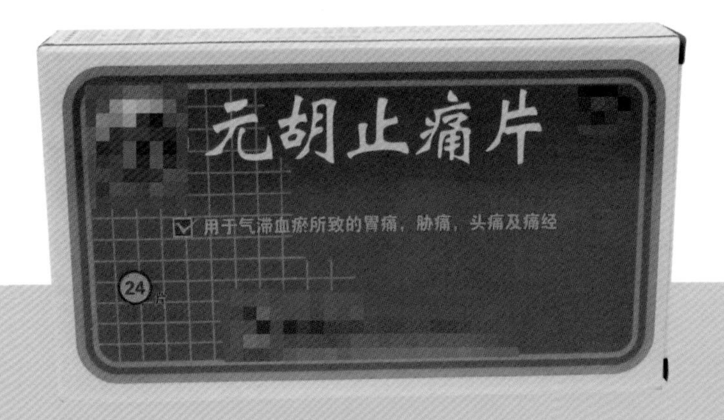

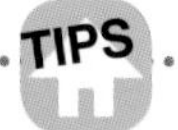

居家贴士

1. 服药期间忌食生冷食物，宜清淡饮食。
2. 重度痛经者，痛经并伴有其他妇科疾病者应去医院就诊。
3. 服药 3 天症状无缓解，或服药中如出现皮疹、胸闷、憋气等过敏症状应停药去医院就诊。
4. 虚证痛经者不宜使用。
5. 本品片剂、胶囊、颗粒剂(冲剂)、滴丸、口服液同为甲类 OTC 药；《中国药典》兼收口服液、软胶囊、硬胶囊。

智慧百科

腹痛不能用解热镇痛药

- 解热镇痛药对头痛、牙痛、关节痛、神经痛、月经痛都有较好的疗效，但对腹痛无效。
- 解热镇痛药的功效：抑制前列腺素的合成，降低痛觉感受器对缓激肽等致痛物质的敏感性，从而具有镇痛作用。镇痛作用主要在于外周。
- 腹痛原因是平滑肌痉挛引起的绞痛，是由于胆碱能神经亢进，释放出大量乙酰胆碱导致的。

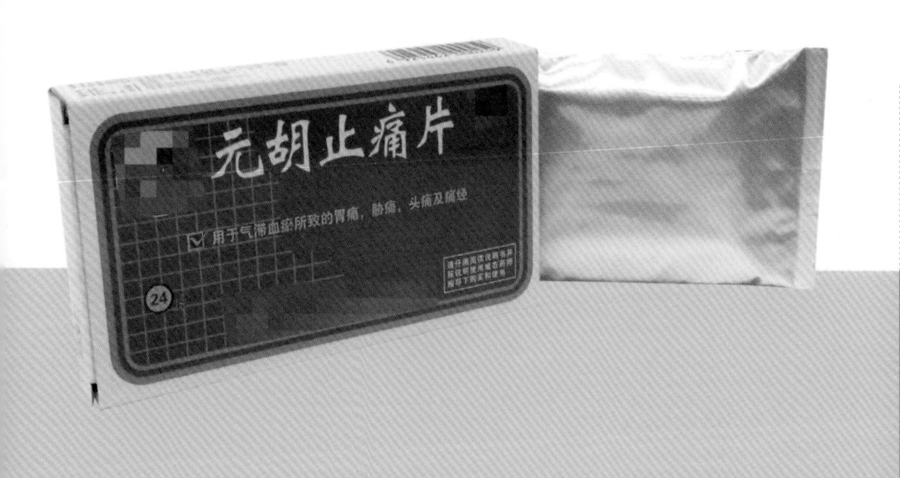

三九胃泰颗粒

《中国药典》，《中国国家基本药物目录》，OTC 甲类

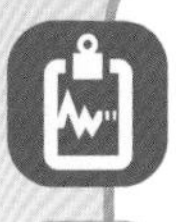

处方 三叉苦、九里香、两面针、木香、黄芩、茯苓、地黄、白芍。

性状 棕色至深棕色颗粒，味甜、微苦；或为灰棕色至棕褐色颗粒，味苦。

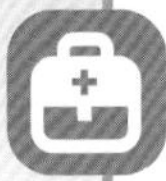

功能主治 清热燥湿，行气活血，柔肝止痛。用于湿热内蕴、气滞血瘀所致的胃痛，症见脘腹隐痛、饱胀反酸、恶心呕吐、嘈杂纳减；浅表性胃炎、糜烂性胃炎、萎缩性胃炎见上述证候者。

用法用量 开水冲服。一次 1 袋，一日 2 次。

用药禁忌 胃寒患者慎用。
对本品过敏者禁用，过敏体质者慎用。
本品性状改变时禁用。

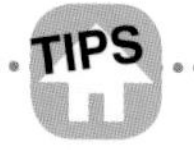

居家贴士

1. 服药期间，忌油腻、生冷、过酸食物及酒类等刺激性食品。
2. 服药期间忌情绪激动或生闷气。
3. 慢性胃炎患者服药 2 周症状无改善，应停药并去医院就诊。
4. 胃寒患者慎用。脾胃阴虚者不宜。
5. 本品有无糖型颗粒剂。颗粒剂与胶囊剂同为甲类 OTC 药。

智慧百科

漏服药怎么办

- 如漏服的时间在两次用药时间间隔的一半以内，则当按量补服，下次按原时间服药。
- 如已超过用药间隔时间的一半以上，则不必补服药品，下次按间隔用药。
- 如发现漏服已经立即补服了该药，那么下次服药时也可以依次顺延服药时间。
- 发生漏服后，切不可在下次服药时加倍剂量服用，以免引起药物中毒。

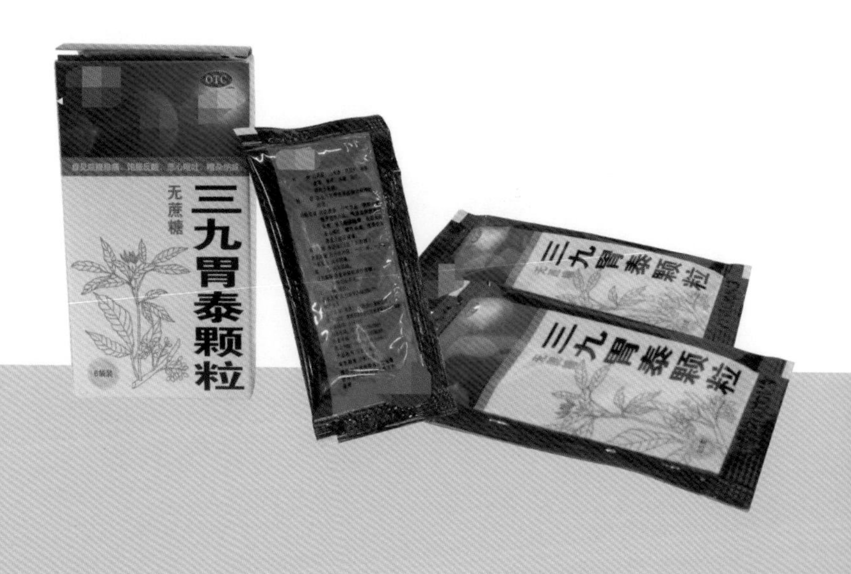

消导剂

保和丸

《中国药典》，《中国国家基本药物目录》，OTC 甲类

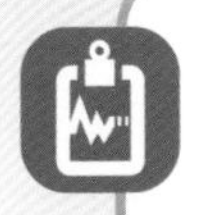

处方 焦山楂、六神曲（炒）、半夏（制）、茯苓、陈皮、连翘、莱菔子（炒）、麦芽（炒）。

性状 棕色至褐色的大蜜丸；气微香，味微酸、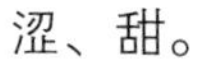涩、甜。

功能主治 消食，导滞，和胃。用于食积停滞，脘腹胀满，嗳腐吞酸，不欲饮食。

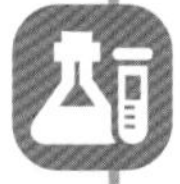

用法用量 口服。一次 1～2 丸，一日 2 次；小儿酌减。

用药禁忌 对本品过敏者禁用，过敏体质者慎用。本品性状改变时禁用。

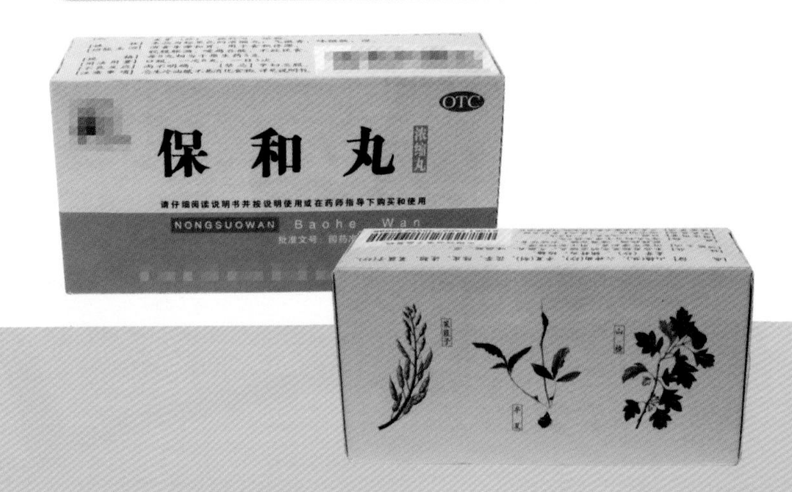

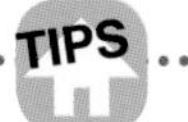

居家贴士

1. 服药 3 天症状无缓解，应去医院就诊。
2. 因肝病或心肾功能不全所致之饮食不消化、脘腹胀满者不适用本品。
3. 体虚无积滞者不宜。
4. 本品有多种剂型，其中冲剂、口服液、片剂、丸剂（浓缩丸）同为甲类 OTC 药。

智慧百科

处方药与非处方药标识

- 中国《处方药与非处方药分类管理办法》中规定：非处方药的包装必须印有国家指定的非处方药专有标识 “OTC”，其中红色用于甲类非处方药，绿色用于乙类非处方药品。
- 药品标签、使用说明书、每个销售基本单元包装印有中文药品通用名称的一面，右上角都是 OTC 专有标识的固定位置。
- 药品的说明书和大包装：处方可以单色印刷，并在非处方药专有标识下方标示“甲类”或“乙类”字样。其他包装需按 CFDA 公布的色标要求印刷。该标识与说明书、内包装、外包装一体化印刷，其大小可根据实际需要设定，但必须醒目、清晰。

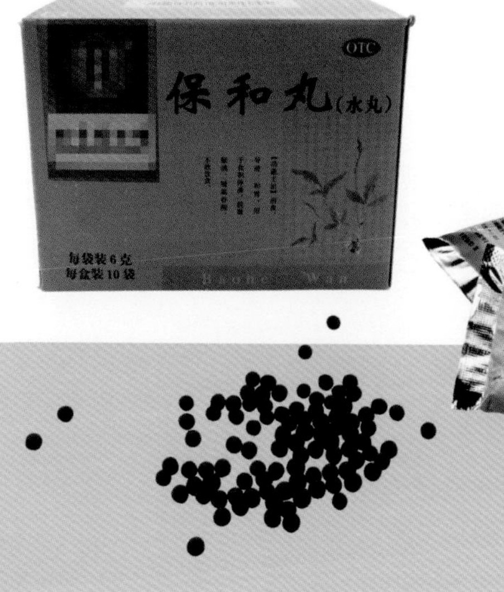

治风剂

川芎茶调散

《中国药典》，《中国国家基本药物目录》，OTC 甲类

处方 川芎、白芷、羌活、细辛、防风、荆芥、薄荷、甘草。

性状 黄棕色的粉末；气香，味辛、微苦。

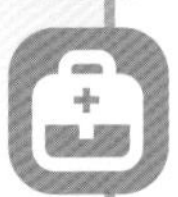

功能主治 疏风止痛。用于外感风邪所致的头痛，或有恶寒、发热、鼻塞。

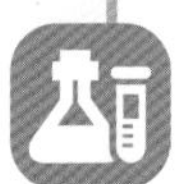

用法用量 饭后清茶送服。一次 3～6g，一日 2 次。

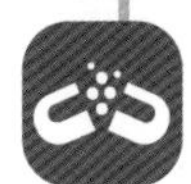

用药禁忌 孕妇慎服。
对本品过敏者禁用，过敏体质者慎用。
本品性状改变时禁用。

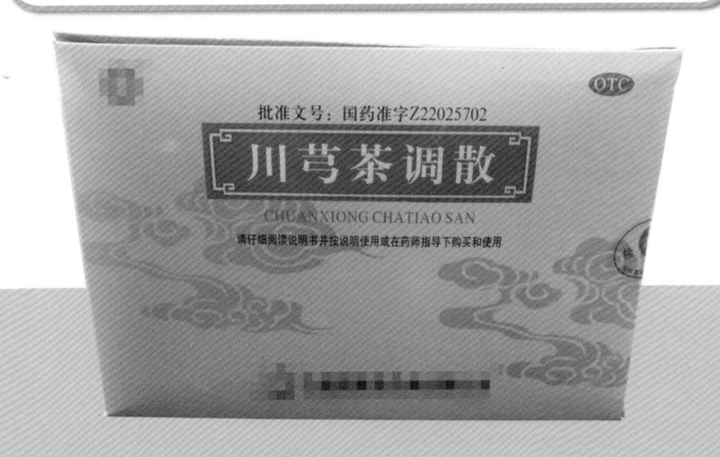

居家贴士

1. 高血压头痛及不明原因头痛，应去医院就诊。
2. 服药 3 天症状无缓解，应去医院就诊。
3. 久痛气虚、血虚，或肝肾不足，阳气亢盛之头痛者不宜。
4. 本品有多种剂型，其中冲剂、袋泡剂、口服液、片剂、散剂、丸剂（浓缩丸）同为甲类 OTC 药；《中国药典》兼收散剂。

智慧百科

中药茶剂

- 中成药有个特殊剂型——茶剂，是由茶叶或不含茶叶的药物，经粉碎加工而制成的粗末制品，用时以沸水泡服或煎汁服。其主要规格类别为：

  茶块，可直接放于杯中，沸水泡服。
  袋装茶，类似冲剂，撕开小包倒入杯中沸水冲服；或是整袋放入杯中沸水泡服。
  煎煮茶，可按通常煎药的方法单煎约 10 分钟，放置片刻，沉淀粗粉，服用上清液。

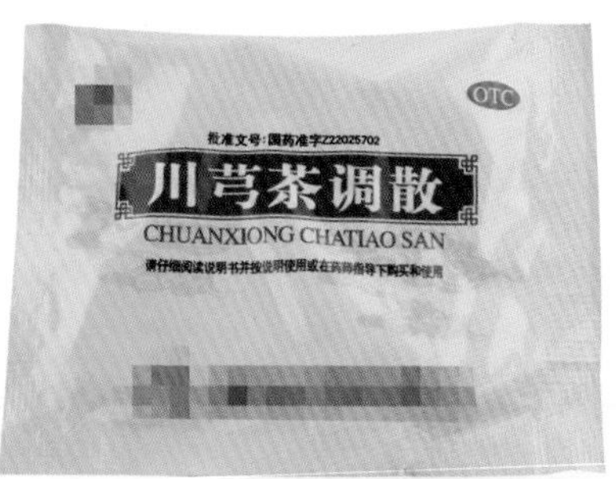

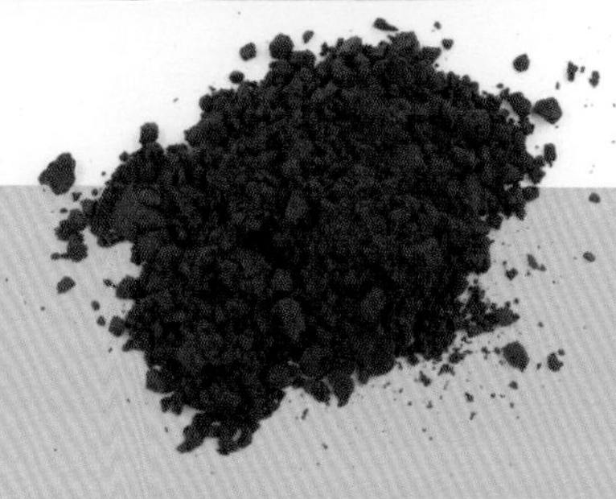

正天丸

《中国国家基本药物目录》，OTC 甲类

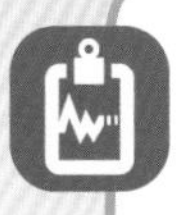

处方 羌活、川芎、钩藤、细辛、麻黄、独活、当归、桃仁等 15 味。

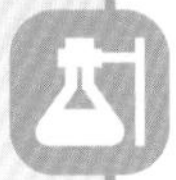

性状 黑色水丸，气微香，味微苦。

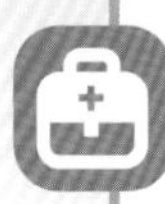

功能主治 疏风活血，养血平肝，通络止痛。用于外感风邪、瘀血阻络、血虚失养、肝阳上亢引起的偏头痛、紧张性头痛、神经性头痛、颈椎病型头痛、经前头痛。

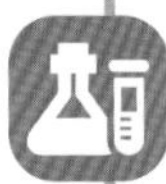

用法用量 饭后送服。一次 6g，一日 2～3 次。

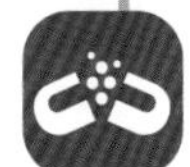

用药禁忌 婴幼儿、孕妇、哺乳期妇女禁用。
肝肾功能不全者禁用。
对本品过敏者禁用，过敏体质者慎用。
本品性状改变时禁用。

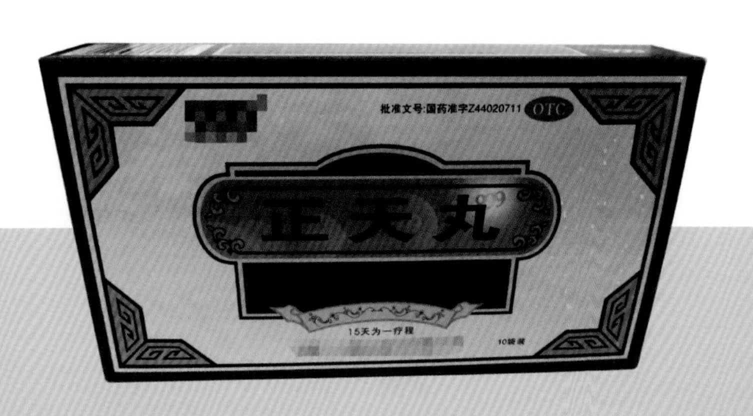

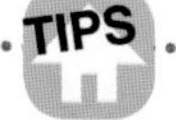

居家贴士

1. 高血压头痛及不明原因的头痛，应去医院就诊。
2. 服药 3 天症状无缓解，应去医院就诊。
3. 不宜长期和反复使用。
4. 个别患者服用后谷丙转氨酶会轻度升高; 偶有口干、口苦、腹痛、腹泻现象。
5. 本品胶囊剂亦为甲类 OTC 药。

智慧百科

药品分类管理的意义

- 药品分类管理是国际通行的管理办法。20 世纪 50 ~ 60 年代，欧洲部分国家已对毒性、成瘾性药品的销售、使用进行了管理和控制，制定相应法规，将药品分处方药和非处方药。世界卫生组织在 1989 年建议各国将这一管理制度作为药品立法议题，并向发展中国家推荐此管理模式。
- 药品分类依据是药品的安全性、有效性，并综合考虑其品种、规格、适应症、剂量及给药途径等多种因素；分类目的是加强处方药的管理，规范非处方药的管理，减少不合理用药的发生，切实保证人民用药的安全有效。

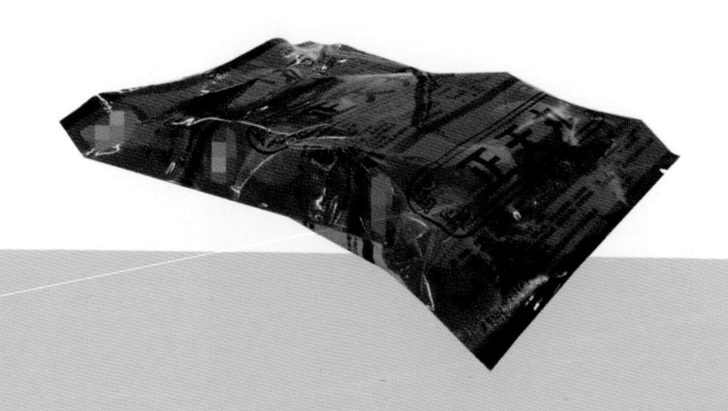

松龄血脉康胶囊

《中国药典》，《中国国家基本药物目录》，处方药

处方 鲜松叶、葛根、珍珠层粉。

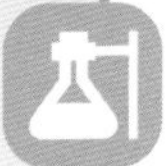

性状 硬胶囊，内容物为浅褐色至褐色的粉末；气微，味苦。

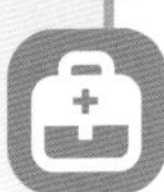

功能主治 平肝潜阳，镇心安神。用于肝阳上亢所致的头痛、眩晕、急躁易怒、心悸、失眠；高血压病及原发性高脂血症见上述证候者。

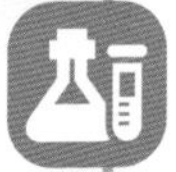

用法用量 口服。一次 3 粒，一日 3 次；或遵医嘱。

用药禁忌 对本品过敏者禁用，过敏体质者慎用。
本品性状改变时禁用。

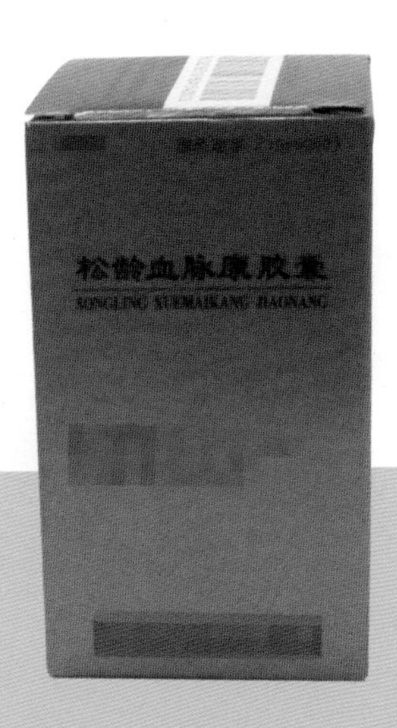

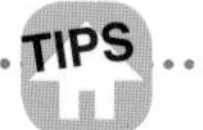

居家贴士

1. 本品属于处方药物，在药店需凭医生处方购买。
2. 个别患者服药后可出现轻度腹泻、胃脘胀满等症，饭后服用有助于减轻症状。

智慧百科

高血压患者秋冬巧服药

- 秋冬之际，是脑卒中的高发季节，高血压患者需格外注意。
- 不要大量服药，骤然降压，以免使大脑供血不促，血黏稠度增加形成血栓。
- 慎服大剂量利尿药，以免人体失水造成低血压、高黏滞度的缺血性卒中。
- 慎用大剂量或强作用的镇静剂。
- 服药从小剂量开始逐渐增加，睡前不可大量服药。

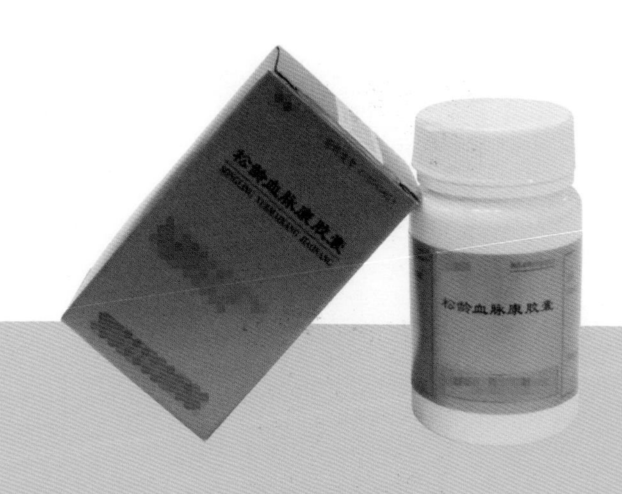

华佗再造丸

《中国药典》，《中国国家基本药物目录》，处方药

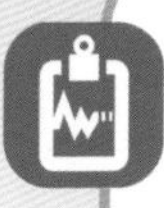

处方　川芎、吴茱萸、冰片。

性状　黑色浓缩水蜜丸；气香，味苦。

功能主治　活血化瘀，化痰通络，行气止痛。用于痰瘀阻络之中风恢复期和后遗症，症见半身不遂、拘挛麻木、口眼歪斜、言语不清。

用法用量　口服。一次4～8g，一日2～3次；重症一次8～16g；或遵医嘱。

用药禁忌　孕妇忌服。
对本品过敏者禁用，过敏体质者慎用。
本品性状改变时禁用。

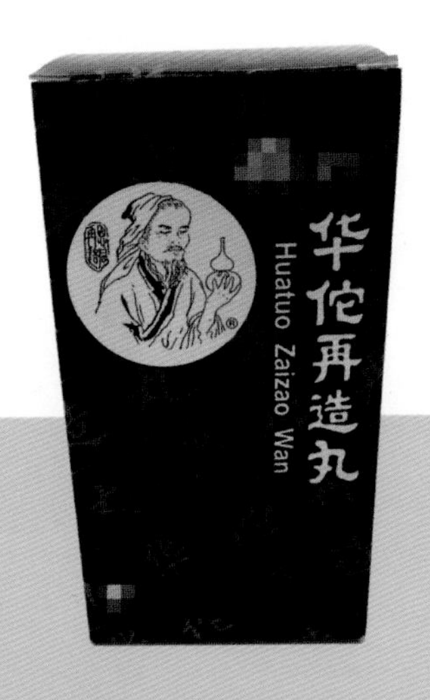

居家贴士

1. 本品属于处方药物，在药店需凭医生处方购买。
2. 服药期间如有燥热感，可用菊花蜜糖水送服，或减半量服用，必要时暂停服药 1～2 天。
3. 偶见失眠多梦、心烦易怒、便秘、咽干口苦等症。

智慧百科

油盐酱醋对药效的影响

医生通常会嘱咐病人服药期间少吃酸的东西，确实油盐酱醋等也会对药物产生一定的影响。

	原因	药物禁忌
醋	与碱性及中性药物同服，可使酸碱中和，药物失效	不宜与磺胺类同服，否则易形成结晶，产生尿闭、血尿
油	降低某些抗生素等药物的药效	不宜与亚铁制剂同服，否则抑制胃酸分泌，减少吸收
盐	可促发或加重充血性心力衰竭；降低利尿药效果	风湿伴有心脏损害的患者，服药期间需限制盐摄取
酱油	多用大豆制成，含大量钙、镁离子，易与某些药络合而不易吸收，降低效果	不宜与四环素类抗生素药物及抗结核类药同服，否则降低疗效

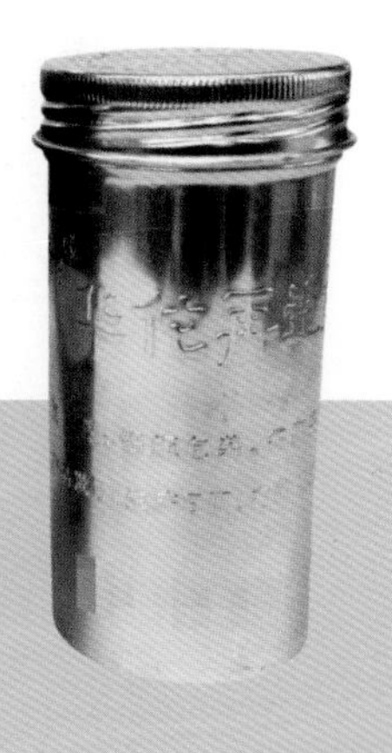

祛湿剂

普乐安胶囊

《中国国家基本药物目录》，OTC 甲类

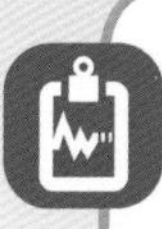

处方 油菜花花粉。

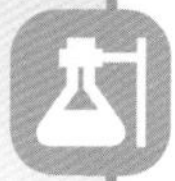

性状 胶囊剂，内容物为黄色或棕黄色颗粒；气微，味甜，微涩。

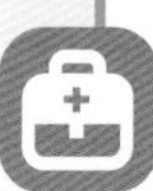

功能主治 补肾固本。用于肾气不固，腰膝酸软，尿后余沥或失禁及慢性前列腺炎、前列腺增生具有上述证候者。

用法用量 口服。一次 4～6 粒，一日 3 次。

用药禁忌 对本品过敏者禁用，过敏体质者慎用。
本品性状改变时禁用。

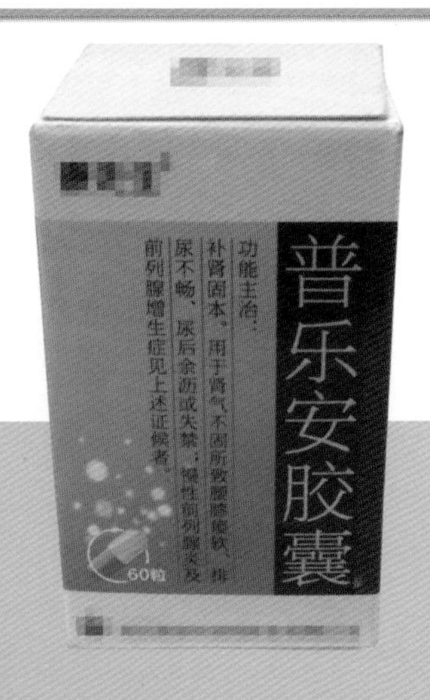

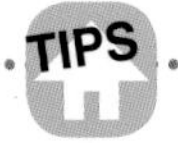

居家贴士

1. 感冒发热病人不宜。
2. 服药 2 周症状无缓解，应去医院就诊。
3. 宜饭前服用。
4. 少数患者用药后会有轻度大便溏薄现象。
5. 本品胶囊剂与片剂同为甲类 OTC 药。

智慧百科

花粉的美容与保健

花粉种类繁多，每种花粉的营养成分都不尽相同，选购时可针对自己需求参考说明来选，或者选多种花粉混合而成的产品，往往营养成分均衡。通常其主要成分与作用如下：

主要成分	花粉多糖、超氧化物歧化酶、花青素、卵磷脂、核酸、肌醇以及钙、镁、硒等微量元素
药理作用	活化巨噬细胞，清除体内自由基，控制胆固醇氧化速度，增强细胞膜，预防细胞老化，促进细胞再生，增强骨骼等
主要功效	改善皮肤粗糙，提高免疫力，预防贫血、皮炎，减轻神经质、失眠、健忘、头痛等症状，保护肝脏与肠胃，促进新陈代谢等

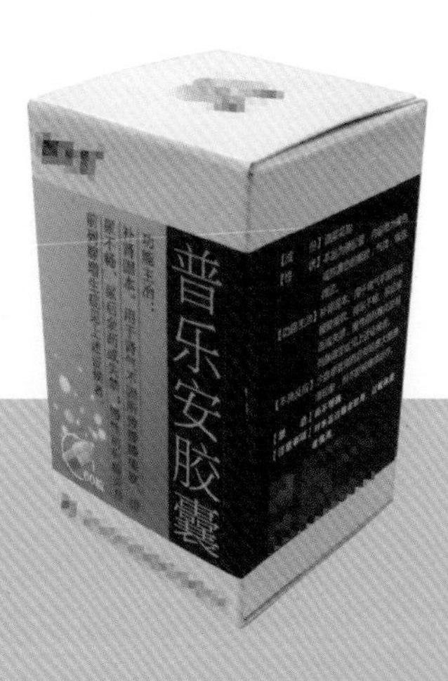

血脂康胶囊

《中国国家基本药物目录》，处方药

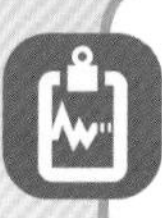

处方 红曲，洛伐他汀（lovastatin）等。

性状 胶囊内容物为紫红色粉末；气微酸，味淡。

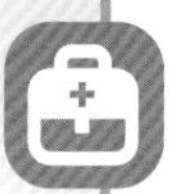

功能主治 除湿祛痰，活血化瘀，健脾消食。用于脾虚痰瘀阻滞症的气短、乏力、头晕、头痛、胸闷、腹胀、食少纳呆等；高脂血症；以及高脂血症与动脉粥样硬化引起的心脑血管疾病的辅助治疗。

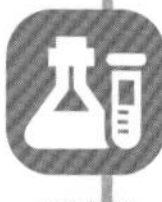

用法用量 口服。一次 2 粒，一日 2 次。

用药禁忌 孕妇及哺乳期妇女慎用。
对本品过敏者禁用，过敏体质者慎用。
本品性状改变时禁用。

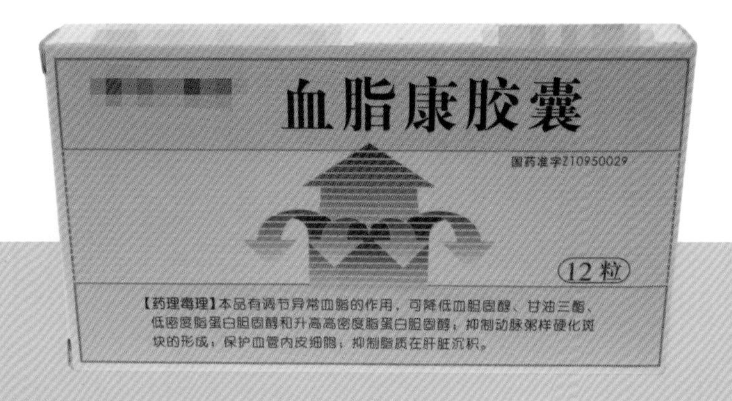

TIPS

居家贴士

1. 服药期间应定期检查血脂、血清氨基转移酶和肌酸磷酸激酶；有肝病史者服用本品时需注意肝功能的监测。
2. 本品属于处方药物，在药店需凭医生处方购买。
3. 偶见肠胃不适，如胃部灼热、胃肠胀气、胃痛等，一般无需停药。
4. 偶见引起血清氨基转移酶和肌酸磷酸激酶可逆性升高，如增高达正常高限3倍，或血清肌酸磷酸激酶显著增高，应停用并去医院就诊。
5. 罕见乏力、口干、头晕、头痛、肌痛、皮疹、胆囊疼痛、浮肿、结膜充血和泌尿道刺激。

智慧百科

老年人使用中成药的注意事项

老年人的脏器组织结构和生理功能正逐渐衰退，应用药物时往往较青年人容易产生副作用及毒性反应，所以在用药上需特别注意：

- 用药剂量不能过大，以免蓄积中毒或引起不良反应。
- 合理用药，品种不可过多，以免相互之间发生拮抗作用。
- 不可滥用，包括滋补类药物，需辨证论治，以免药不对症，适得其反。
- 用药时间由病情决定，通常“衰其大半而止”，以免长期用药带来毒副作用。
- 大寒、大凉、发散、峻泻或是大热、升提滋补类药需结合体质、病症慎用。

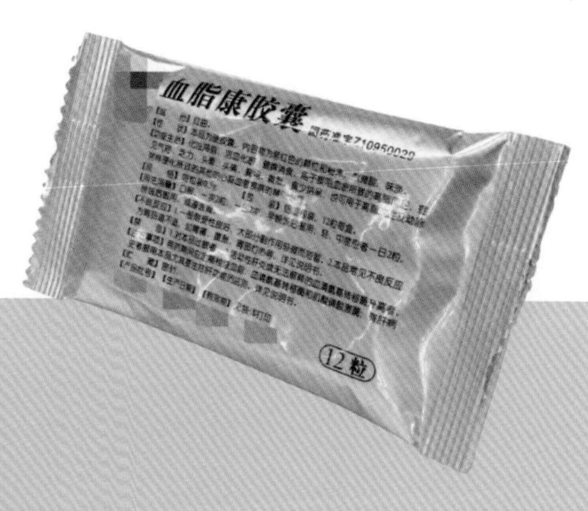

第二章　外科用药

地榆槐角丸

《中国药典》，《中国国家基本药物目录》，OTC 甲类

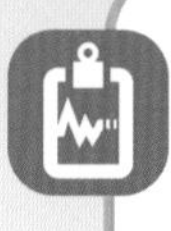

处方 地榆炭、蜜槐角、炒槐花、大黄、黄芩、地黄、当归、赤芍、红花、防风、荆芥穗、枳壳（麸炒）。

性状 黑色大蜜丸或水蜜丸；气微，味苦、涩。

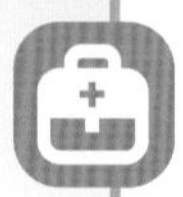

功能主治 疏风凉血，泄热润燥。用于脏腑实热、大肠火盛所致的肠风便血、痔疮肛瘘、湿热便秘、肛门肿痛。

用法用量 口服。大蜜丸一次 1 丸；水蜜丸一次 5g，一日 2 次。

用药禁忌 孕妇忌服。
对本品过敏者禁用，过敏体质者慎用。
本品性状改变时禁用。

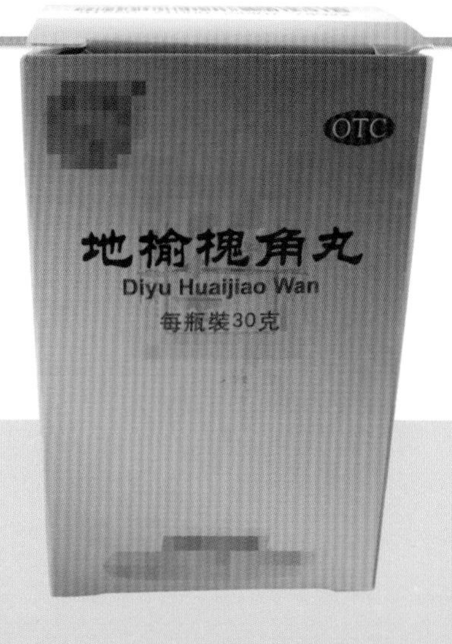

居家贴士

1. 痔疮便血、发炎肿痛严重和便血呈喷射状时，或有未明确诊断的便血，应去医院就诊。
2. 3 岁以下儿童慎用。
3. 失血过多，身体虚弱者禁用。
4. 本品蜜丸为乙类 OTC 药；水蜜丸为甲类 OTC 药。

智慧百科

剂型对药物的影响

- 中成药的常见剂型有：传统的丸、散、膏、丹、酒剂、锭剂、膏剂、贴剂，也有现代的片剂、颗粒剂、糖浆剂、酊剂、露剂、胶囊剂、栓剂、合剂、口服液、气雾剂、胶囊剂、膜剂等，同时还有最新的缓控释制剂与靶向制剂。
- 药物的剂型，往往会影响药物在体内作用的快慢、强度以及持续时间，因而也影响了不同的药效。通常而言，传统制剂中，丸、丹剂作用较为缓慢，膏、贴剂多为外用剂型，而酒剂多用于祛风散寒，活血通络的药物，膏、锭剂等则较适于儿童服用。现代剂型中，液体剂型的释药能力通常高于固体剂型，不同的剂型会显著影响药物的生物利用度与稳定性。

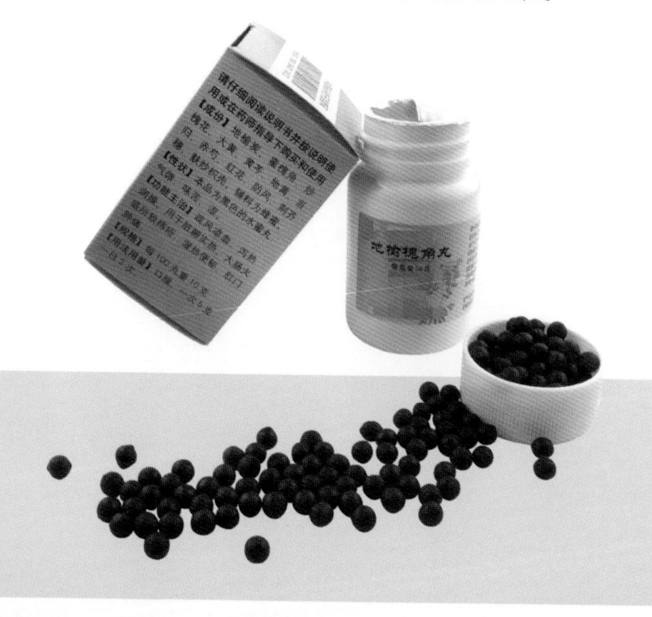

狗皮膏

《中国药典》，《中国国家基本药物目录》，OTC 甲类

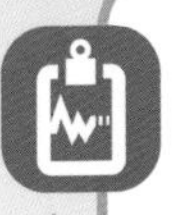

处方　生川乌、生草乌、羌活、独活、青风藤、香加皮、防风、铁丝威灵仙等 29 味。

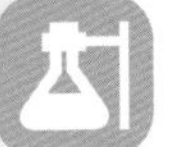

性状　摊于兽皮或布上的黑膏药。

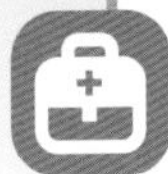

功能主治　祛风散寒，活血止痛。用于风寒湿邪、气血瘀滞所致的痹病，症见四肢麻木、腰腿疼痛、筋脉拘挛，或跌打损伤、闪腰岔气、局部肿痛；或寒湿瘀滞所致的脘腹冷痛、行经腹痛、寒湿带下、积聚痞块。

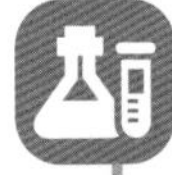

用法用量　外用。用生姜擦净患处皮肤，将膏药加湿软化，贴于患处或穴位。

用药禁忌　孕妇忌贴腰部和腹部。
皮肤破溃或感染处禁用。
经期妇女慎用。
对本品过敏者禁用，过敏体质者慎用。
本品性状改变时禁用。

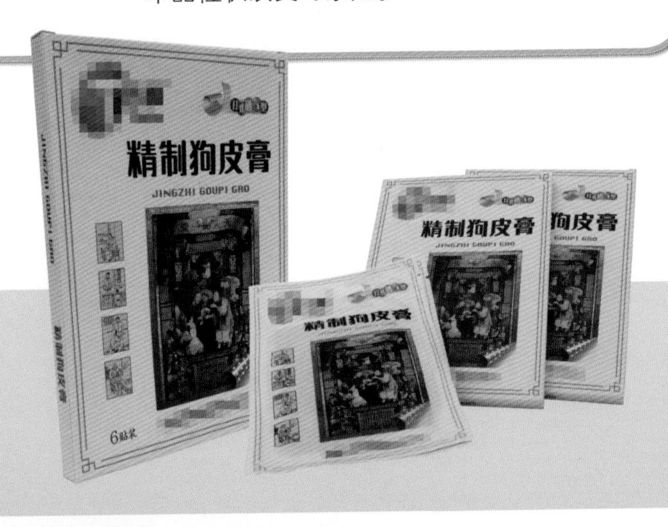

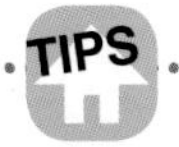

居家贴士

1. 本品不宜长期或大面积使用，用药后局部出现皮疹等过敏表现者应停药。
2. 本品含盐酸苯海拉明。
3. 服药 3 天症状无缓解，应去医院就诊。
4. 另有王回回狗皮膏，为乙类 OTC 药。

智慧百科

贴剂的使用注意

贴膏应用时偶然可见局部发痒状况，曾有很多人以为发痒说明是药发挥作用了，甚至认为越痒越给力。其实痒感往往是皮肤对膏药的过敏反应，此时可伴有局部起形状不一、大小不等的疹子，严重者有剧痒，皮疹可波及全身，甚至引起烫伤样损害的过敏性疱疹。另一方面，膏药作用是否得力，与痒不痒不相干。因此，贴膏药出现痒感应及时揭掉，并清洗局部，皮损严重者要就医治疗，并注意以后不要再贴同类膏药。

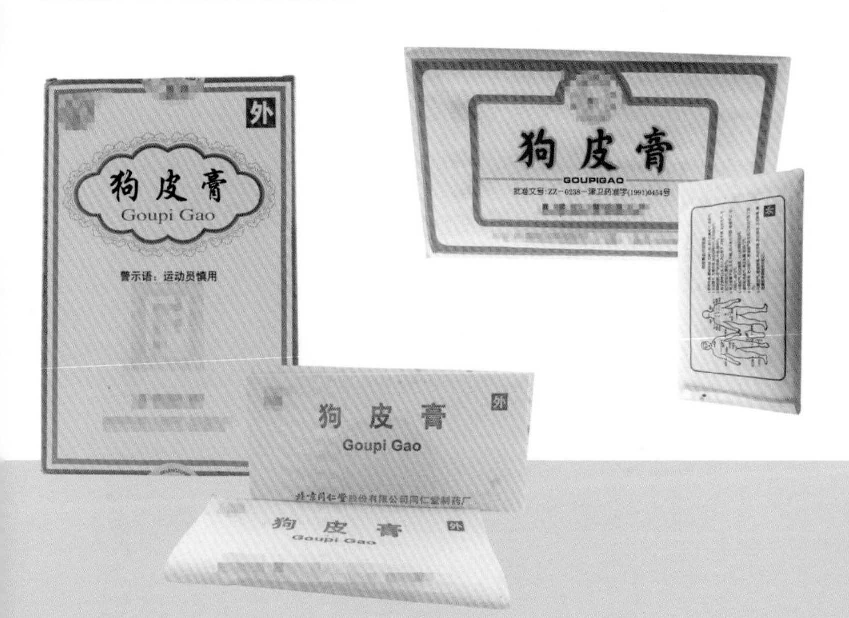

京万红软膏

《中国国家基本药物目录》，OTC 乙类

处方　地榆、地黄、罂粟壳、当归、桃仁、黄连、木鳖子、血余炭等 34 味。

性状　深棕红色软膏，具特殊油腻气。

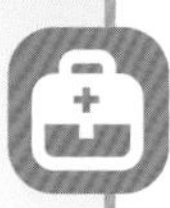

功能主治　活血解毒，消肿止痛，去腐生肌。用于轻度水火烫伤，疮疡肿痛，创面溃烂。

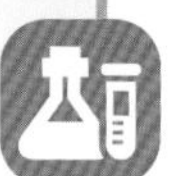

用法用量　生理盐水清理创面后涂敷，或将本品涂于消毒纱布上，敷盖创面，以消毒纱布包扎，每日换药 1 次。

用药禁忌　本品为外用药，不可内服。
孕妇慎用。
运动员慎用。
对本品过敏者禁用，过敏体质者慎用。
本品性状改变时禁用。

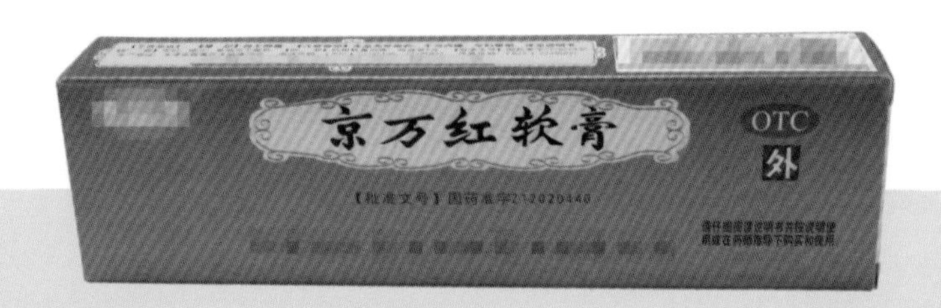

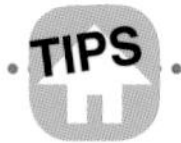

居家贴士

1. 用药期间如有高烧、全身发抖等症状，应及时去医院就诊。
2. 重度烧烫伤不宜自我治疗，应去医院就诊。
3. 轻度烧烫伤者，用药 1 天内症状无改善或创面有脓苔应去医院就诊。
4. 局部用药时需注意创面的清洁干净，在清洁的环境下最好采用暴露疗法。
5. 现代临床也用于治疗日晒伤、带状疱疹、褥疮、疖肿等，有一定疗效。

智慧百科

伤口换药多勤为好

- 有人认为，伤口要天天冲洗干净，更换敷料，这样才能够尽快愈合。其实，这种做法不仅不能促其伤口愈合，反而因换药太勤会损伤伤口上的肉芽组织，影响其生长，延长伤口的愈合时间，还会使瘢痕组织增生过多，不利于伤口愈合。
- 一般来说，沾染污染物但无感染伤口可每隔 1～2 天换 1 次敷料。外科手术切口，可术后 3 天观察伤口。分泌物不多，肉芽上皮生长良好者，尽量间隔数天换药 1 次；分泌物多，则应及时清除，逐日或隔日换药；脓液或渗液较多的创面，应天天换药 1～2 次。较大较深的伤口，填塞的湿纱布条必需天天换 1～2 次，需要时替换湿透的外层敷料，而没必要每次做创口内换药。
- 需注意，在呈现不明的发烧、疼痛、出血、有沾染厌氧菌，或敷料脱出、敷料有污染，以及脓液增多、有异味等，应即时换药。

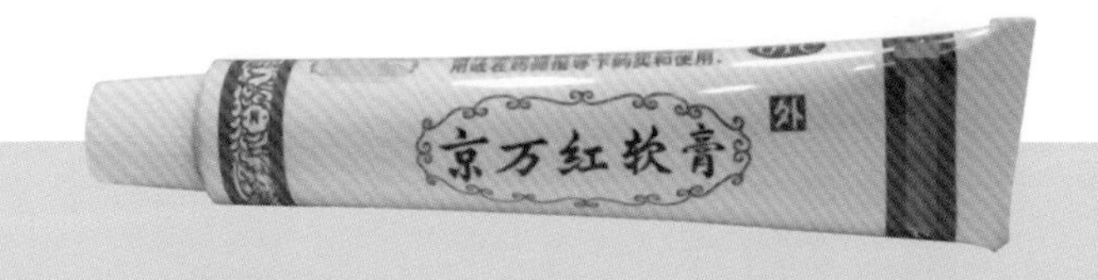

马应龙麝香痔疮膏

《中国药典》，《中国国家基本药物目录》，OTC 乙类

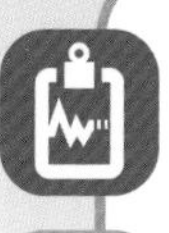

处方 人工麝香、人工牛黄、珍珠、炉甘石粉（煅）、硼砂、冰片、琥珀。

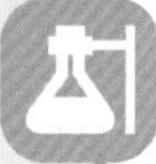

性状 浅灰黄色或粉红色的软膏；气香，有清凉感。

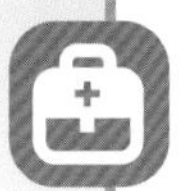

功能主治 清热燥湿，活血消肿，去腐生肌。用于湿热瘀阻所致的各类痔疮、肛裂，症见大便出血，或疼痛、有下坠感；亦用于肛周湿疹。

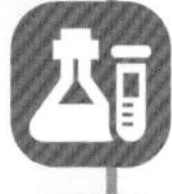

用法用量 外用。涂擦患处。

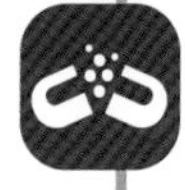

用药禁忌 孕妇慎用或遵医嘱。
运动员慎用。
对本品过敏者禁用，过敏体质者慎用。
本品性状改变时禁用。

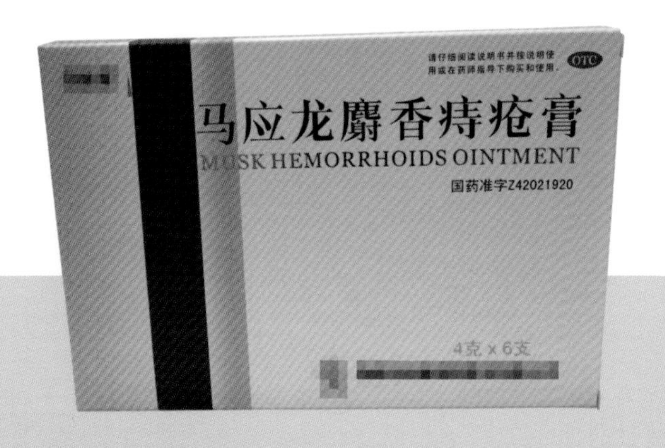

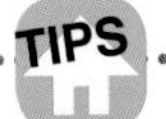

居家贴士

1. 服药期间应多食蔬菜水果，防止便秘。
2. 内痔出血过多，或原因不明的便血，以及用药 3 天症状无缓解者应去医院就诊。
3. 用于痔疮便血肿痛和内痔时，应将备用注入器插入肛门内后挤出药膏；用于外痔和肛裂时，需把药膏敷于裂口内，敷药前应洗净肛门。
4. 用毕洗手，切勿接触眼睛、口腔等黏膜处。
5. 排便时不要久蹲不起或用力过度，平时应适当运动，促进气血流畅。

智慧百科

怎样预防痔疮

- 合理饮食，多吃蔬菜，预防便秘，并尽量缩短排便时间，逐步控制在 3 分钟以内。
- 加强锻炼，如司机等长期行坐姿的人士应在每天上午和下午各做 10 次提肛动作。
- 保持肛门周围清洁，每日温水清洗，勤换内裤，有条件的可以每次便后清洗。
- 积极治疗其他疾病。如腹腔肿瘤压迫腹腔内血管会使腹压增高，可以使痔静脉回流受阻，引起痔疮；肝硬化可引起的门静脉高压症，可致肛门直肠血管扩张，而引起痔疮。

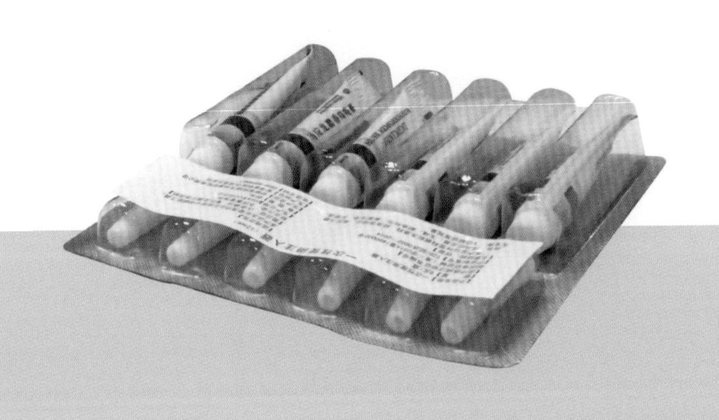

消炎利胆片

《中国药典》，《中国国家基本药物目录》，处方药

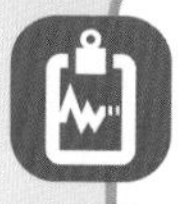

处方　穿心莲、溪黄草、苦木。

性状　糖衣片或薄膜衣片，除去包衣后显灰绿色至褐绿色；味苦。

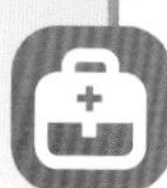

功能主治　清热，祛湿，利胆。用于肝胆湿热所致的胁痛、口苦；急性胆囊炎、胆管炎见上述证候者。

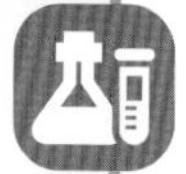

用法用量　口服。一次3～6片，一日3次。

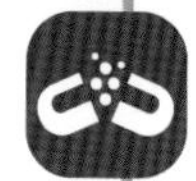

用药禁忌　对本品过敏者禁用，过敏体质者慎用。本品性状改变时禁用。

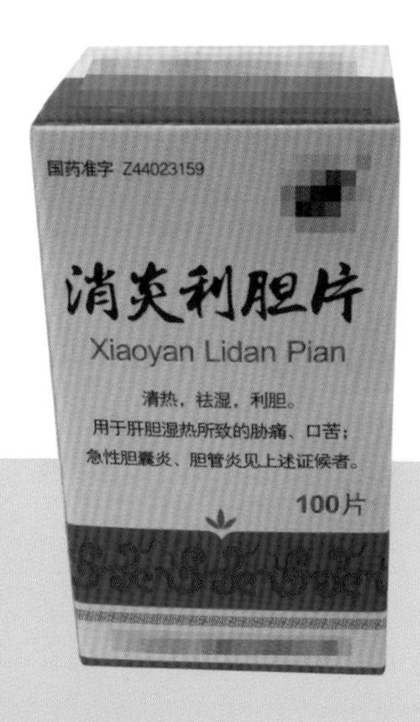

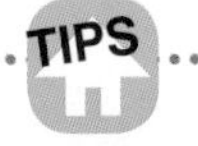

居家贴士

1. 据文献报道，本品有药疹，过敏性休克，剧烈咳嗽等不良反应，故对本品过敏者禁用，过敏体质者慎用。
2. 不宜长期使用，半年以上连续按剂量服用或可能导致胆囊萎缩、胆囊收缩功能降低等，有患者个体性差异。
3. 用于治疗急性胆囊炎感染时，应密切观察病情变化，若发热、黄疸、上腹痛等症加重时，应及时请外科医生处理。
4. 本品属于处方药物，在药店需凭医生处方购买。

智慧百科

需要严格规管的处方药

基于目前社会药店中的处方药较少，而且多为高血压、糖尿病等常见病用药，具有《药品经营企业许可证》的单位，可以经营处方药与非处方药，患者暂时仍可凭或不凭处方购买。但属于严格规管类别处方药，必须凭处方购买，包括毒性药品、麻醉药品、精神药品、放射性药品、戒毒药品，以及粉针剂、大输液和所有水针剂。

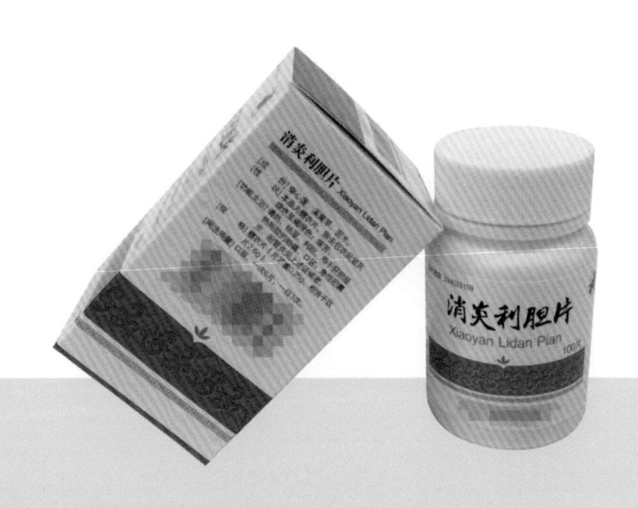

连翘败毒丸

《中国国家基本药物目录》，OTC 甲类

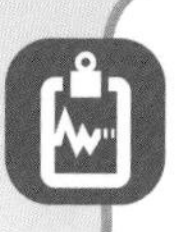

处方　金银花、连翘、蒲公英、紫花地丁、大黄、栀子、黄芩、黄连等 19 味。

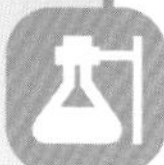

性状　黄褐色水丸；气微，味苦。

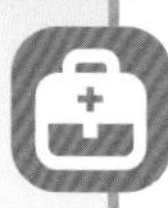

功能主治　清热解毒，散风消肿。用于脏腑积热，风热湿毒引起的疮疡初起，红肿疼痛，憎寒发热，风湿疙瘩，遍身刺痒，大便秘结。

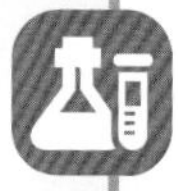

用法用量　口服。一次 6g，一日 2 次。

用药禁忌　疮疡阴证者慎用。高血压、心脏病患者慎用。

对本品过敏者禁用，过敏体质者慎用。

性状改变时禁用。

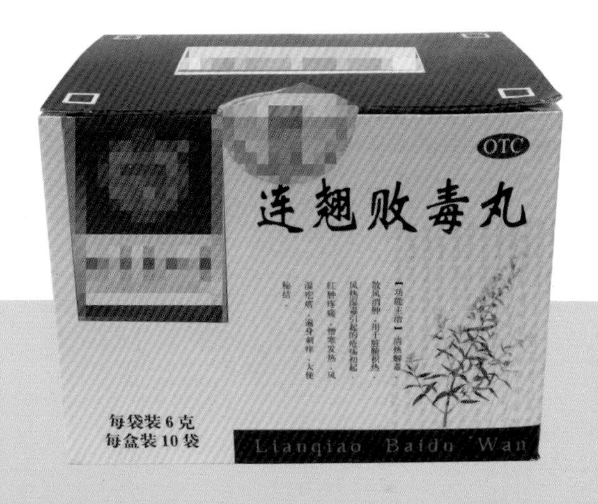

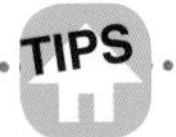

居家贴士

服药 3 天症状无缓解，应去医院就诊。

智慧百科

吃错药了怎么办

- 如无明显不良反应，则多喝白开水，让腹中药物稀释并及时随尿液排出。
- 如服用过期药品，或其他可能有一定毒性的药物，应立即自行催吐。如果误服者已经昏迷，意识不清时，则不可催吐，以免呕吐物被吸入气管，造成窒息。
- 如果误服腐蚀性外用药，可大量喝牛奶、生鸡蛋清、植物油并迅速带上误吃的药品及包装盒送医院处理。
- 绿豆 100g，甘草 20g，煎煮 30 分钟后饮用也有一定解毒作用。

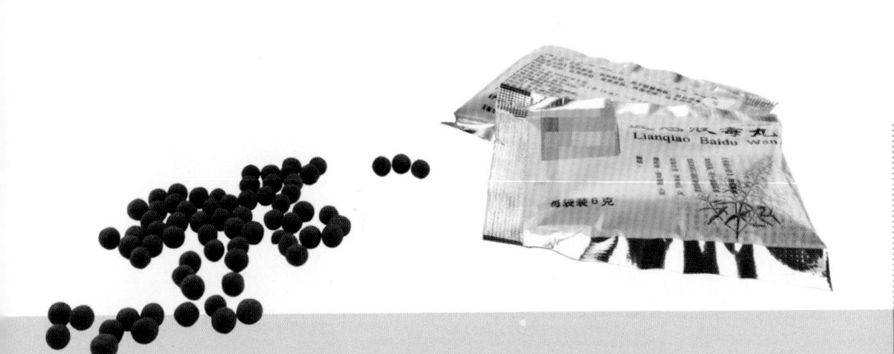

排石颗粒

《中国药典》，《中国国家基本药物目录》，处方药

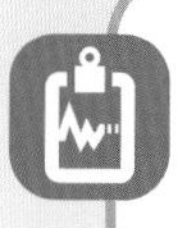

处方　连钱草、盐车前子、木通、徐长卿、石韦、忍冬藤、滑石、瞿麦、苘麻子、甘草。

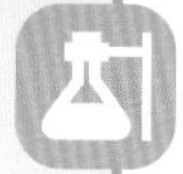

性状　浅黄色至棕褐色的颗粒或混悬性颗粒(无蔗糖)；气微，味甜、略苦或味微甜、微苦(无蔗糖)。

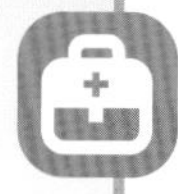

功能主治　清热利水，通淋排石。用于下焦湿热所致的石淋，症见腰腹疼痛、排尿不畅或伴有血尿；泌尿系结石见上述证候者。

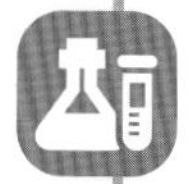

用法用量　开水冲服。一次1袋，一日3次；或遵医嘱。

用药禁忌　脾虚便溏者以及孕妇慎用。
对本品过敏者禁用，过敏体质者慎用。
本品性状改变时禁用。

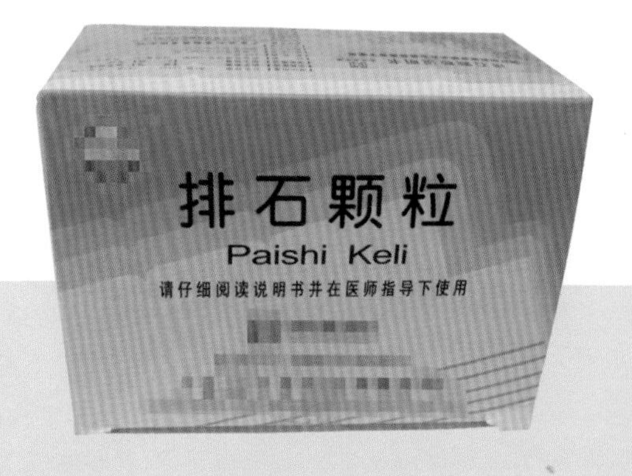

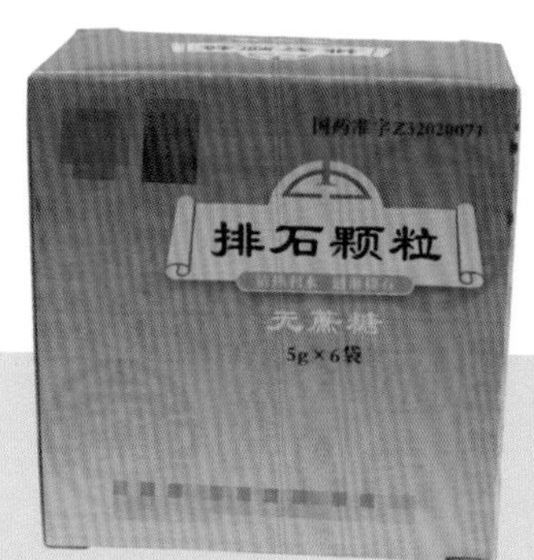

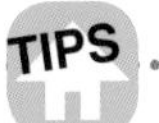

居家贴士

1. 服药期间应多饮水并适当活动。
2. 本品属于处方药物，在药店需凭医生处方购买。

智慧百科

肾结石的防线

- 摄取大量液体。
- 控制钙的摄取量，检查你的胃药，某些常见的制酸剂含高量的钙。
- 勿吃太多富含草酸盐的食物。
- 服用镁、维生素 B_6 及富含维生素 A 的食物。
- 多运动，避免钙质淤积在血液中，帮助它流向所属骨骼。
- 减少盐分摄取量，限制维生素 C 用量，不过分摄取蛋白质。

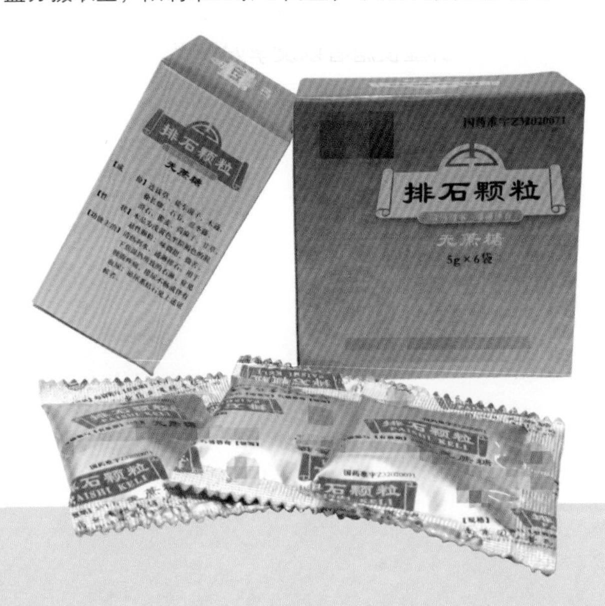

第三章　妇科用药

妇科十味片

《中国药典》，《中国国家基本药物目录》，OTC 甲类

处方 香附（醋制）、川芎、当归、延胡索（醋制）、白术、甘草、大枣、白芍、赤芍、熟地黄、碳酸钙。

性状 黄褐色片；气微香，味微苦。

功能主治 养血舒肝，调经止痛。用于血虚肝郁所致月经不调、痛经、月经前后诸证，症见行经后错，经水量少、有血块，行经小腹疼痛，血块排出痛减，经前双乳胀痛、烦躁、食欲不振。

用法用量 口服。一次 4 片，一日 3 次。

用药禁忌 对本品过敏者禁用，过敏体质者慎用。本品性状改变时禁用。

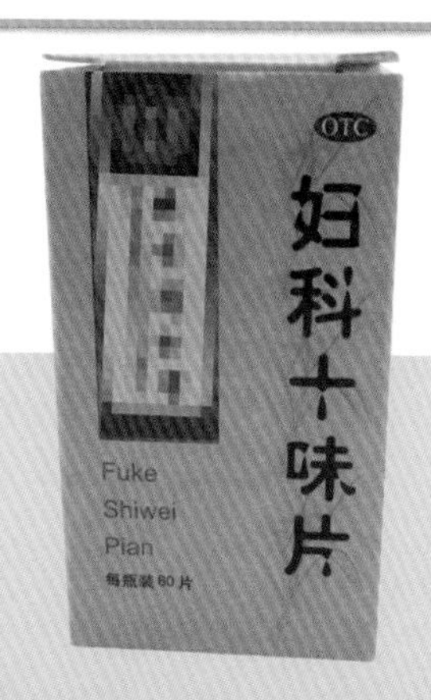

居家贴士

1. 感冒时不宜服用。
2. 月经过多者不宜服用。
3. 平素月经正常，突然出现月经量少，或经期错后，或阴道不规则出血，应去医院就诊。
4. 长期服用，或服药1个月症状无改善，应去医院就诊。

智慧百科

“女子以肝为先天”之说

- 女子的主要生理特点有月经、妊娠、分娩、哺乳等，每一个过程皆以血为本，以血为贵。女子贵在养血。如肝血不足，常见两目昏花，面色萎黄、唇甲苍白、筋肉拘挛，屈伸不利，以及妇女月经量少，甚至月经闭而不行的症状。肝主藏血，有贮藏血液、调节血量的功能。所以女子生理上以肝血为中心。
- 另外从心理上，女子偏于感性，亦应以肝气为中心。《黄帝内经》载“肝主疏泄，性喜条达而恶抑郁，须条达情志必先调肝”。肝郁则气不顺。气不顺则血不通，气血不能调和，则病，即《素问》所谓“百病生于气也”。
- 因此“女子以肝为先天”，需调肝气，养肝血。

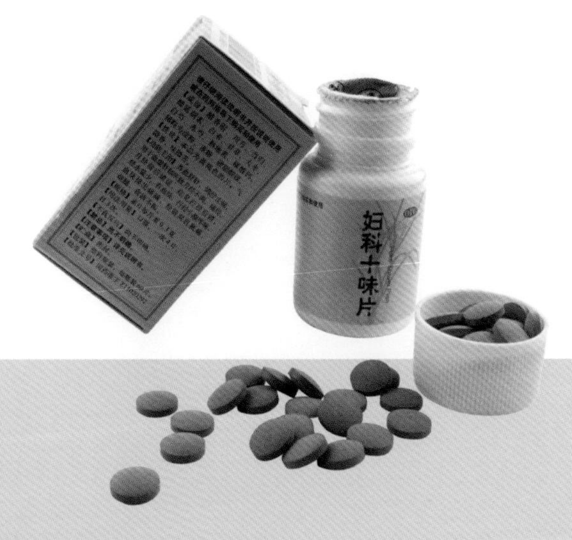

复方益母草膏

OTC 甲类

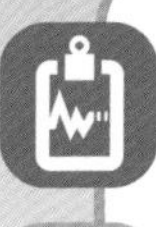
处方　益母草、当归、川芎、白芍、地黄、木香、蜂蜜。

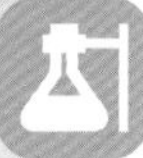
性状　棕黑色稠厚的半流体；气微香，味苦、甜。

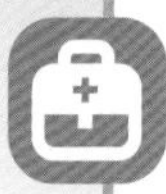
功能主治　调经养血，化瘀生新。用于血瘀气滞引起的月经不调，行经腹痛，量少色暗。

用法用量　口服。一次 10～20g，一日 2～3 次。

用药禁忌　孕妇忌服。糖尿病患者慎用。
对本品过敏者禁用，过敏体质者慎用。
本品性状改变时禁用。

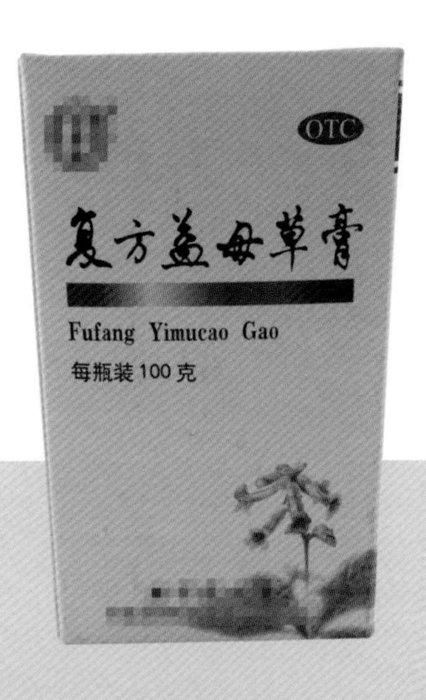

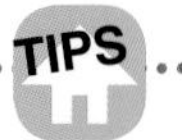

居家贴士

1. 感冒时不宜服用。
2. 月经过多者不宜服用。
3. 平素月经正常，突然出现月经量少，或月经错后，或阴道不规则出血，应去医院就诊。
4. 服药 2 周后症状无改善，应去医院就诊。

智慧百科

哺乳期使用中成药的讲究

由于哺乳期妇女服用大多数药物或多或少会从乳汁排出，而新生儿的代谢排泄药物功能尚不成熟，排泄药物非常缓慢，所以哺乳期患者用药也需注意:

- 忌用有退乳作用的药物，如中药炒麦芽、花椒、芒硝等。
- 慎用作用猛烈的泻药、利尿药。
- 尽量给予最低有效剂量的药，以降低乳汁中药物浓度。
- 服药后调整哺乳时间，例如哺乳后立刻服药，并推迟下次哺乳时间。
- 希望利用乳汁替代小儿服药同样不可取。

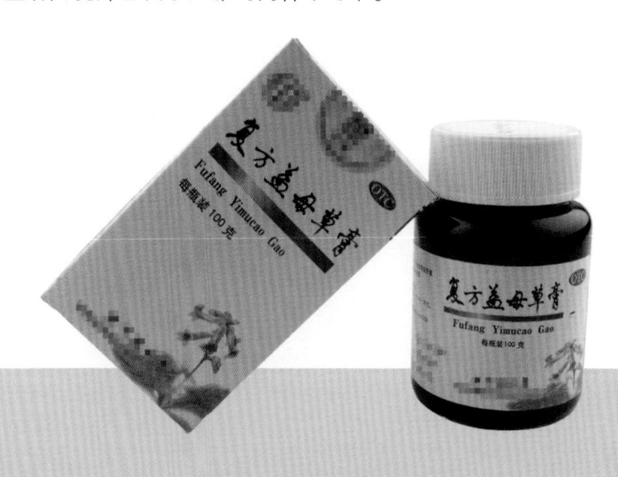

清热剂

妇科千金片

《中国药典》，《中国国家基本药物目录》，OTC 甲类

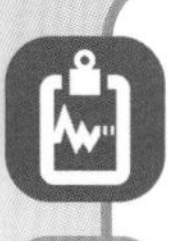

处方　千斤拔、金樱根、穿心莲、功劳木、单面针、当归、鸡血藤、党参。

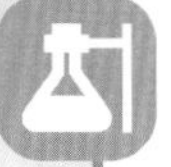

性状　糖衣片或薄膜衣片。除去包衣后显灰褐色；味苦。

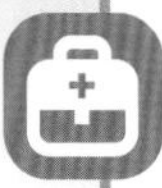

功能主治　清热除湿，益气化瘀。用于湿热瘀阻所致的带下病、腹痛，症见带下量多、色黄质稠、臭秽，小腹疼痛，腰骶酸痛，神疲乏力；慢性盆腔炎、子宫内膜炎、慢性宫颈炎见上述证候者。

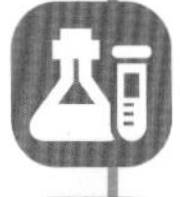

用法用量　口服。一次 6 片，一日 3 次。

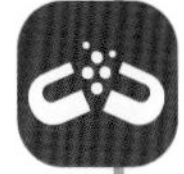

用药禁忌　孕妇禁用。
对本品过敏者禁用，过敏体质者慎用。
本品性状改变时禁用。

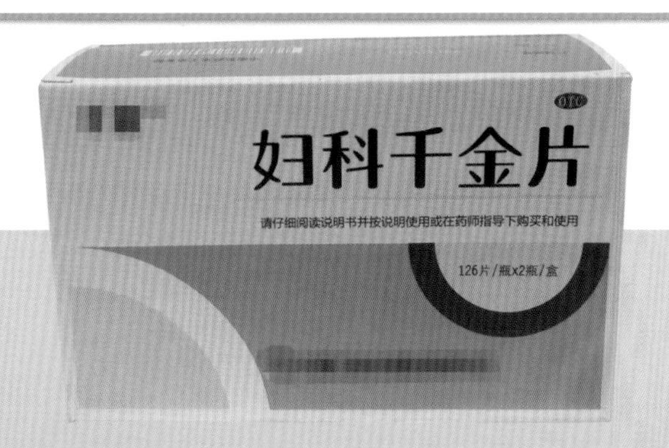

TIPS

居家贴士

1. 少女、绝经后患者应在医师指导下服用。
2. 腹痛较重者，或伴有赤带者，以及服药 2 个月症状无缓解者，应去医院就诊。
3. 本品胶囊剂属于甲类 OTC 药。

智慧百科

孕妇应用中药的禁忌总则

- 妊娠期间，由于担心药物对胎儿的影响，一般孕妇都坚持生病尽量不吃药，要吃就吃中药。为避免损伤胎气、导致畸形、滑胎、流产等，孕妇服用中药时也需注意。
- 禁用：组方中含有毒性较强或药性峻烈的药物，如剧毒、破血、攻下逐水等药。
- 慎用：泻下、活血祛瘀、行气破滞药，以及辛热、沉降作用的药。
- 常见禁用、慎用中药：马钱子、生南星、生半夏、生川乌、生草乌、水银、巴豆、斑蝥、轻粉、砒石、硫黄、雄黄、雌黄、蜈蚣等；水蛭、虻虫、干漆、三棱、莪术、瞿麦、益母草等；番泻叶、芦荟、甘遂、大戟、牵牛子、商陆、续随子、藜芦等；闹羊花、洋金花等；大黄、芒硝；桃仁、红花；枳实、槟榔、附子、干姜、肉桂、制川乌、制草乌、磁石、代赭石等。

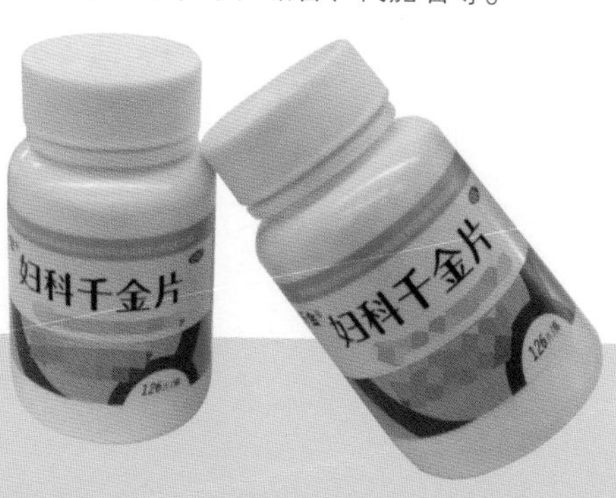

扶正剂

艾附暖宫丸

《中国药典》，《中国国家基本药物目录》，OTC 甲类

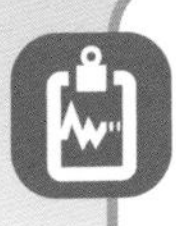

处方 艾叶（炭）、香附（醋制）、吴茱萸（制）、肉桂、当归、川芎、白芍（酒炒）、地黄、黄芪（炙）、续断。

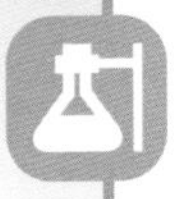

性状 深褐色至黑色的小蜜丸或大蜜丸；气微，味甘而后苦、辛。

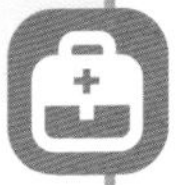

功能主治 理气养血，暖宫调经。用于血虚气滞、下焦虚寒所致的月经不调、痛经，症见行经后错、经量少、有血块、小腹疼痛、经行小腹冷痛喜热、腰膝酸痛。

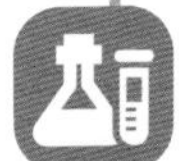

用法用量 口服。小蜜丸一次 9g，大蜜丸一次 1 丸，一日 2 次。

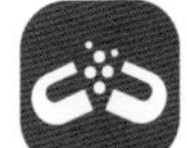

用药禁忌 对本品过敏者禁用，过敏体质者慎用。
本品性状改变时禁用。

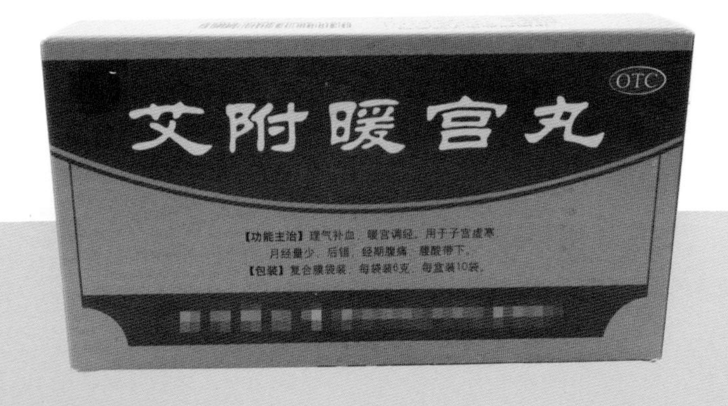

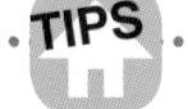

居家贴士

1. 服药期间不宜洗凉水澡。
2. 感冒发热时不宜服用。
3. 平素月经正常，突然出现月经量少，或经期错后，或阴道不规则出血应去医院就诊。
4. 重度痛经者，或治疗月经不调，服药 1 个月症状无改善，应去医院就诊。
5. 经行有块伴腹痛拒按或胸胁胀痛者不宜。
6. 本品丸剂包括蜜丸和水蜜丸，均属甲类 OTC 药。

智慧百科

痛经的中医分类

了解痛经的辨证知识，有利于正确用药。中医把痛经分成如下 4 型来辨证论治:

证型	症状			
	痛	经	舌	其他
气滞血瘀型	经前或经期，小腹胀痛	量少，淋沥不畅，夹有血块，经色紫暗	质紫暗，或有瘀点	块下则疼痛减轻
寒湿凝滞型	经前或经期，小腹冷痛	量少，色暗有血块	苔白腻	甚则牵连腰膝疼痛，遇热则舒
气血虚弱型	经期或经净后，小腹隐隐作痛，按之痛减	色淡，质清稀	淡苔薄白	面色苍白，精神倦怠
肝肾亏损型	经后，小腹隐痛	色淡量少	淡	腰脊酸痛，头晕耳鸣

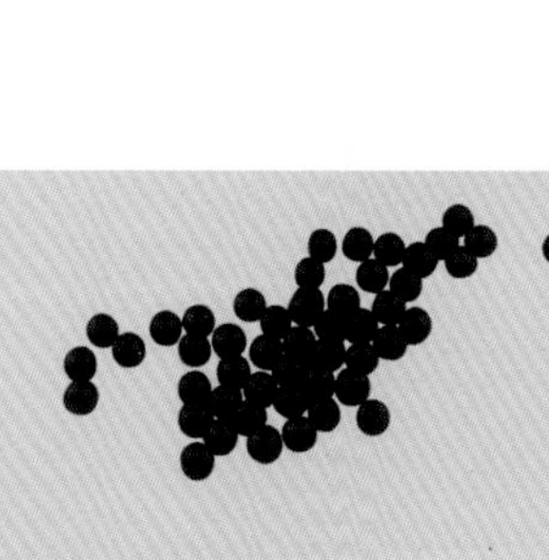

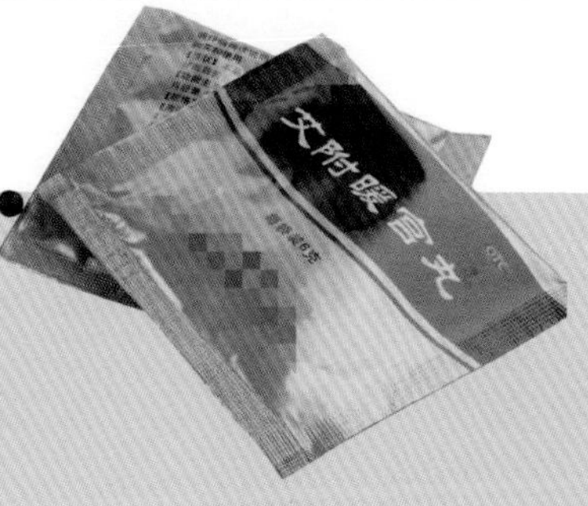

八珍益母丸

《中国药典》，《中国国家基本药物目录》，OTC 甲类

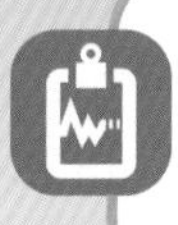

处方 益母草、党参、白术（炒）、茯苓、甘草、当归、白芍（酒制）、川芎、熟地黄。

性状 棕黑色的水蜜丸、小蜜丸或大蜜丸；微有香气，味甜而微苦。

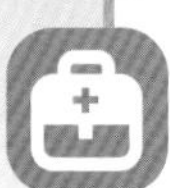

功能主治 益气养血，活血调经。用于气血两虚兼有血瘀所致的月经不调，症见月经周期错后、行经量少、淋漓不净、精神不振、肢体乏力。

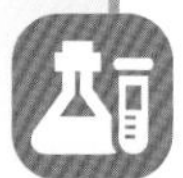

用法用量 口服。水蜜丸一次 6g，小蜜丸一次 9g，大蜜丸一次 1 丸，一日 2 次。

用药禁忌 孕妇忌服。
对本品过敏者禁用，过敏体质者慎用。
本品性状改变时禁用。

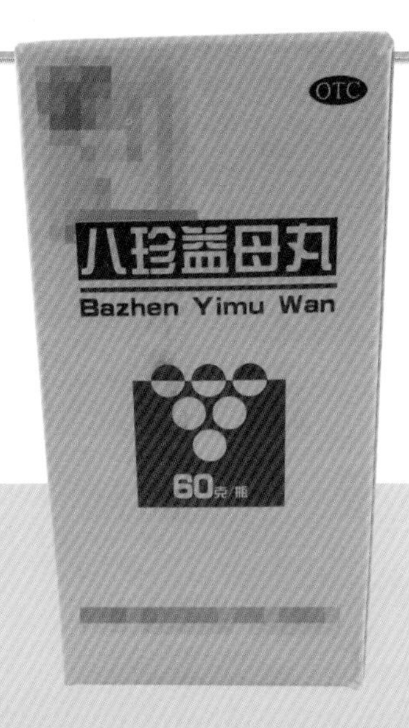

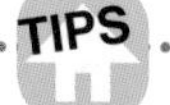

居家贴士

1. 感冒发热时不宜服用。
2. 平素月经正常，突然出现月经量少，或经期错后，或阴道不规则出血应去医院就诊。
3. 服药 1 个月症状无改善，应去医院就诊。
4. 本品蜜丸、片剂、煎膏剂(膏滋)，以及加味八珍益母膏均为甲类 OTC 药；《中国药典》兼收胶囊剂。

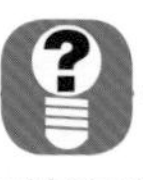

智慧百科

孕期止呕小方法

- 经常补充单糖，如葡萄汁、柳橙汁等。
- 避免接触油炸食物，它们往往更容易让孕妇恶心。
- 生杏仁果有一定止呕作用。
- 吃些零食可避免胃部灼热。
- 经常补充少量清澈液体，如清淡高汤、开水、果汁及洋甘菊、柠檬茶等。
- 满足自己胃口，顺着食欲去吃。
- 保持平心静气。

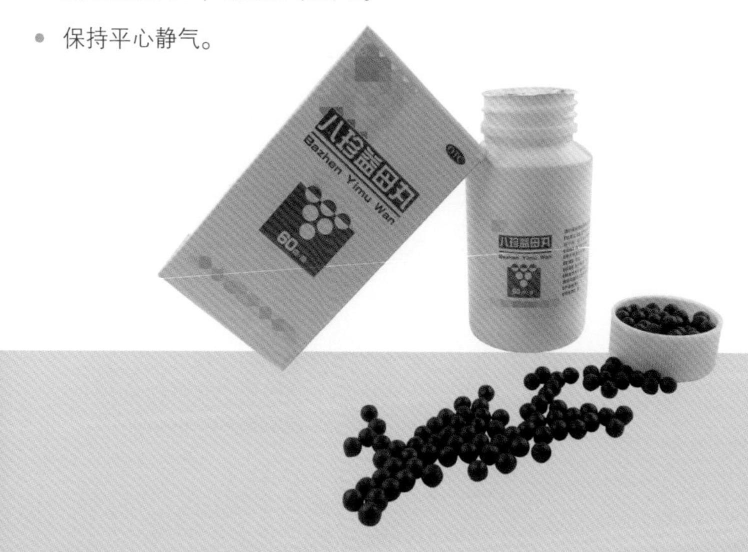

乌鸡白凤丸

《中国药典》，《中国国家基本药物目录》，OTC 甲类

处方 乌鸡(去毛、爪、肠)、鹿角胶、鳖甲、牡蛎、桑螵蛸、人参、当归等 20 味。

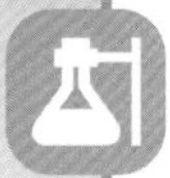

性状 黑褐色至黑色水蜜丸、小蜜丸或大蜜丸；味甜、微苦。

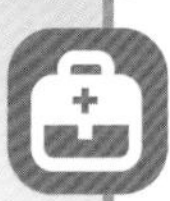

功能主治 补气养血，调经止带。用于气血两虚，身体瘦弱，腰膝酸软，月经不调，崩漏带下。

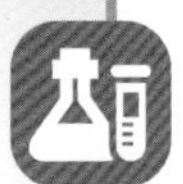

用法用量 口服。水蜜丸一次 6g，小蜜丸一次 9g，大蜜丸一次 1 丸，一日 2 次。

用药禁忌 对本品过敏者禁用，过敏体质者慎用。
本品性状改变时禁用。

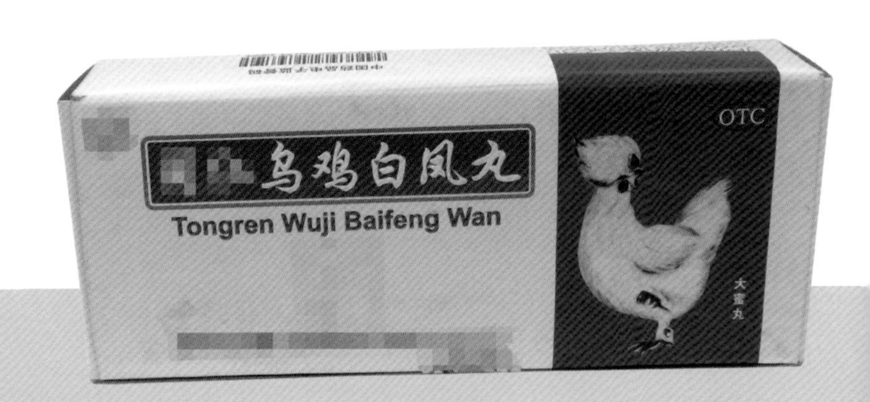

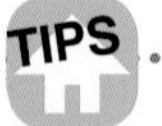

居家贴士

1. 服药期间不宜喝茶和吃萝卜，不宜同服藜芦、五灵脂、皂荚或其制剂。
2. 感冒时不宜服用。
3. 月经过多者不宜。
4. 平素月经正常，突然出现月经量少，经期错后，阴道不规则出血或伴有赤带者，应去医院就诊。
5. 服药 2 个月症状无改善，应去医院就诊。
6. 本品有多种剂型规格，其中片剂、蜜丸（大蜜丸）、口服液同为甲类 OTC 药；《中国药典》兼收片剂。

智慧百科

五行所主五脏与五色及相关食物、功效

五行	五脏	五色	相关食物	主要功效
木	肝	青	绿茶、西兰花、菠菜、芦荟、绿藻等	利于调节新陈代谢
火	心	赤	辣椒、大枣、覆盆子、灵芝、番茄等	人体精气来源
土	脾	黄	蜂蜜、南瓜、胡萝卜、生姜、银杏等	促进消化
金	肺	白	牡蛎、桔梗、大蒜、优酪乳、糙米等	抗过敏、抗炎
水	肾	黑	黑芝麻、黑豆、海带、乌骨鸡、葡萄等	有助于加强造血、发育、生殖等功能

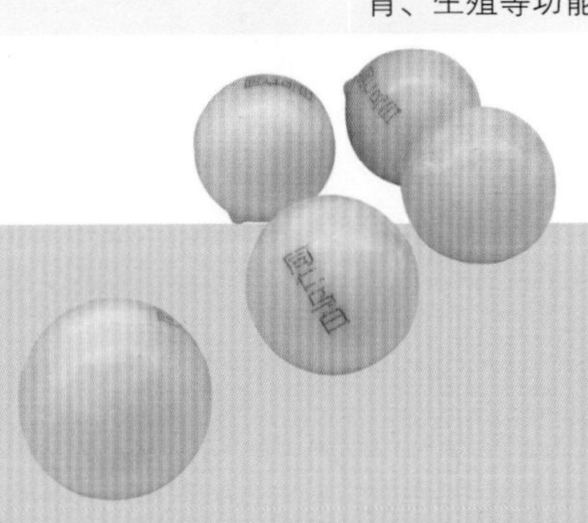

更年安片

《中国药典》，《中国国家基本药物目录》，OTC 甲类

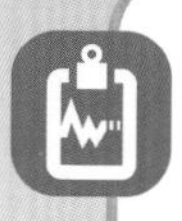

处方　地黄、泽泻、麦冬、熟地黄、玄参、茯苓、仙茅、磁石等 15 味。

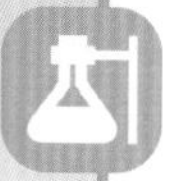

性状　糖衣片或薄膜衣片，除去包衣后显黑灰色；味甘。

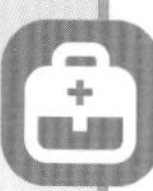

功能主治　滋阴清热，除烦安神。用于肾阴虚所致的绝经前后诸证，症见烦热出汗、眩晕耳鸣、手足心热、烦躁不安；更年期综合征见上述证候者。

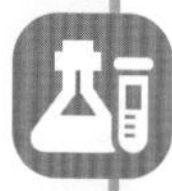

用法用量　口服。一次 6 片，一日 2～3 次。

用药禁忌　对本品过敏者禁用，过敏体质者慎用。本品性状改变时禁用。

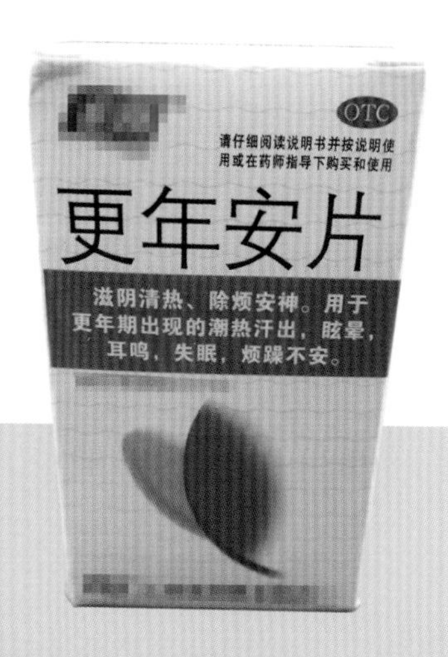

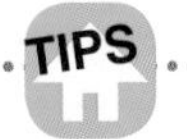

居家贴士

1. 感冒时不宜服用。
2. 伴有月经紊乱或其他疾病，如高血压、心脏病、肝病、糖尿病、肾病等应在医师指导下服用。
3. 服药 2 周症状无改善，或眩晕症状较重者，应去医院就诊。
4. 本品胶囊剂亦为甲类 OTC 药。

智慧百科

更年期的饮食与保健

当人体进入更年期，由于体内激素水准的下降，不论男女都会出现诸如疲劳、记忆力降低、忧郁、失眠、出汗及性欲降低等症状。一般女性出现较早，较明显而普遍，男性出现较迟，个体差异大，有人几乎没有症状，有人症状显著。对于人体这段特殊时期，人们需格外关注饮食与保健：

- 调整工作及生活，与家人良好沟通，保持积极、乐观的态度。
- 适当休闲，加强运动，以降低血液中胆固醇含量，并保持肌肉及骨骼品质，减缓骨质疏松。
- 男性需戒烟，并补充一般性保健食品，如大豆、山药、番茄、番瓜子等。
- 女性需注意少饮酒，低脂、低胆固醇饮食，并补充蛋白质、维生素 E 和 D、胶原蛋白、钙质以及其他补血养血类食品与保健品。
- 在医生指导下适量补充性激素。

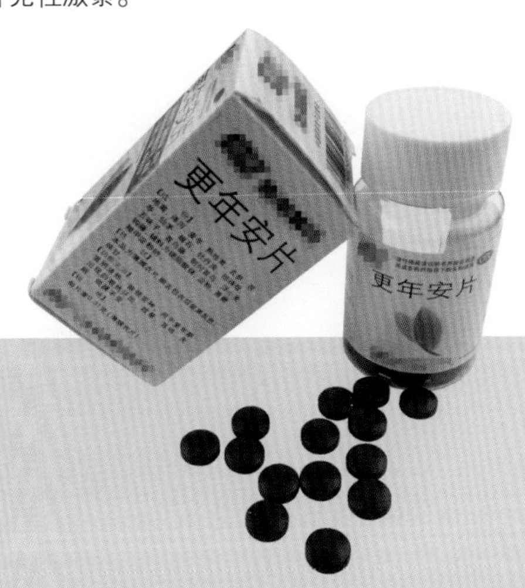

坤宝丸

OTC 甲类

处方　女贞子（酒炙）、覆盆子、菟丝子、枸杞子等 24 味。

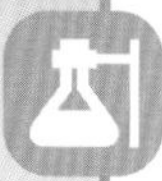

性状　深棕色水蜜丸；味甘，微苦。

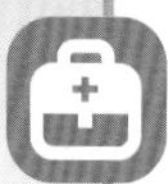

功能主治　滋补肝肾，镇静安神，养血通络。用于妇女绝经前后，肝肾阴虚引起的月经紊乱，潮热多汗，失眠健忘，心烦易怒，头晕耳鸣，咽干口渴，四肢酸楚，关节疼痛。

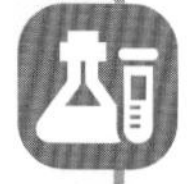

用法用量　口服。一次 50 粒，一日 2 次。

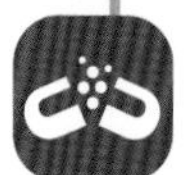

用药禁忌　对本品过敏者禁用，过敏体质者慎用。
本品性状改变时禁用。

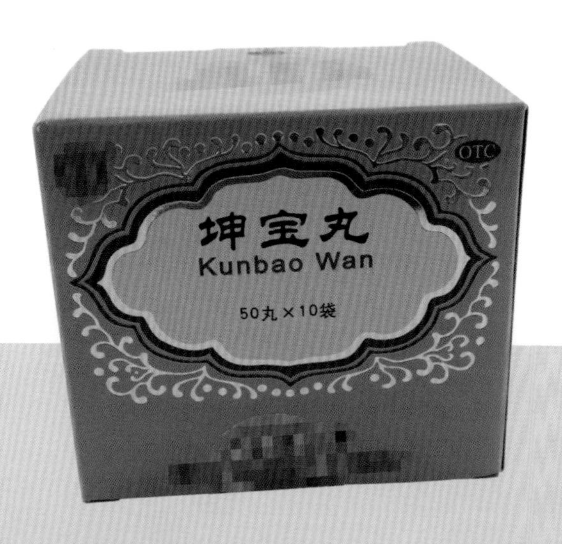

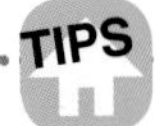

居家贴士

1. 感冒时不宜服用。
2. 肾阳虚症状明显者，如表现出形寒肢冷、大便溏薄、面浮肢肿等症，不宜服用。
3. 月经紊乱者应在医师指导下服用。
4. 服药 4 周，症状无改善，应去医院就诊。
5. 长期服用应向医师咨询。

智慧百科

消除停经症状的居家方法

- 静心除烦。调节生活态度，积极、乐观、充实的生活，寻找心理支柱，每天运动，如走路、慢跑、骑车、跳绳、舞蹈、游泳等。
- 轻身除热。学会放松，穿天然纤维衣物，少量多餐，多喝水，限制酒精、咖啡因的摄取；避免高温环境。
- 保持性生活，夫妻多沟通。

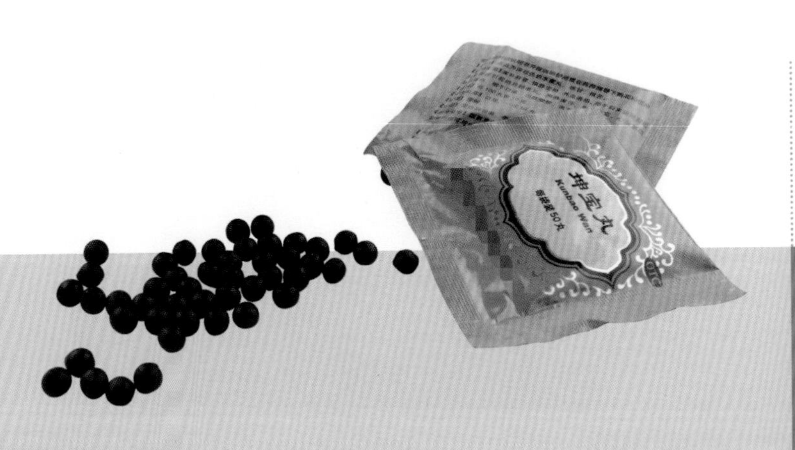

妇女痛经丸

OTC 乙类

处方　延胡索（醋制）、五灵脂（醋炒）、丹参、蒲黄（炭）。

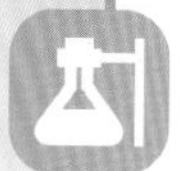

性状　糖衣浓缩丸，除去糖衣后，显黑棕色至黑褐色；味苦。

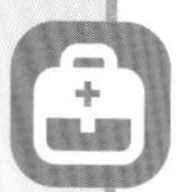

功能主治　活血、调经、止痛。用于气血凝滞，小腹胀痛，经期腹痛。

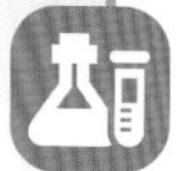

用法用量　口服。一次 50 粒，一日 2 次。

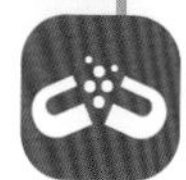

用药禁忌　孕妇忌服。
对本品过敏者禁用，过敏体质者慎用。
本品性状改变时禁用。

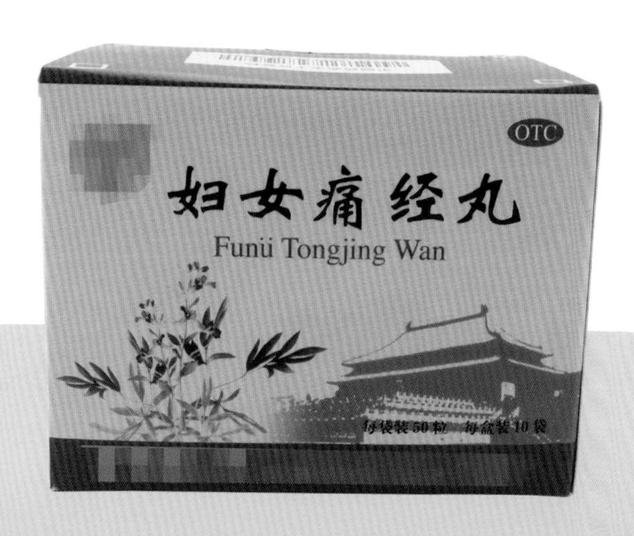

居家贴士

1. 经期忌生冷饮食，不宜洗凉水澡。
2. 服药期间不宜同服人参及其制剂。
3. 气血亏虚所致的痛经者不宜，其表现为经期或经后小腹隐痛喜按。
4. 服药后痛经不减轻，或重度痛经者应到医院诊治。
5. 痛经伴有其他疾病者应在医师指导下服用。
6. 如有生育要求者，宜经行当日开始服药。

智慧百科

痛经的简单消除方法

- 饮食均衡，服用维生素，补充矿物质，避免咖啡，禁酒，勿使用利尿药。
- 保持身体温暖，常泡矿物澡。
- 月经来潮前夕，走路或从事其他适度运动。
- 练习瑜伽。
- 指压法，压脚踝双边凹陷处，延着肌腱而上，直至小腿肌。
- 服用止痛药。

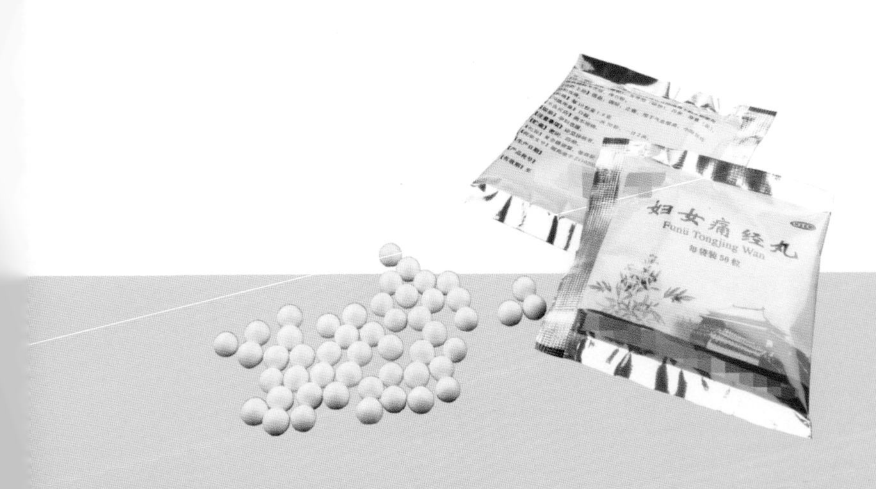

女金丸

《中国药典》，OTC 甲类

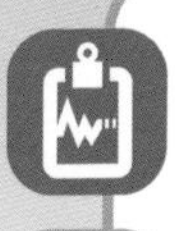

处方 当归、白芍、川芎、熟地黄、党参、白术（炒）、茯苓、甘草等 23 味。

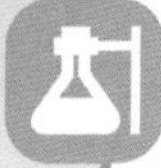

性状 棕褐色至黑棕色的水蜜丸或大蜜丸；气芳香，味甜、微苦。

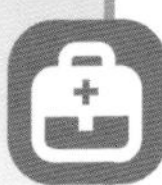

功能主治 益气养血，理气活血，止痛。用于气血两虚、气滞血瘀所致的月经不调，症见月经提前、月经错后、月经量多、神疲乏力、经水淋漓不净、行经腹痛。

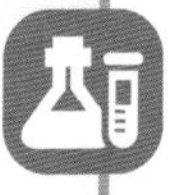

用法用量 口服。水蜜丸一次 5g，大蜜丸一次 1 丸，一日 2 次。

用药禁忌 孕妇慎用。偏于实热或湿热者忌用。
对本品过敏者禁用，过敏体质者慎用。
本品性状改变时禁用。

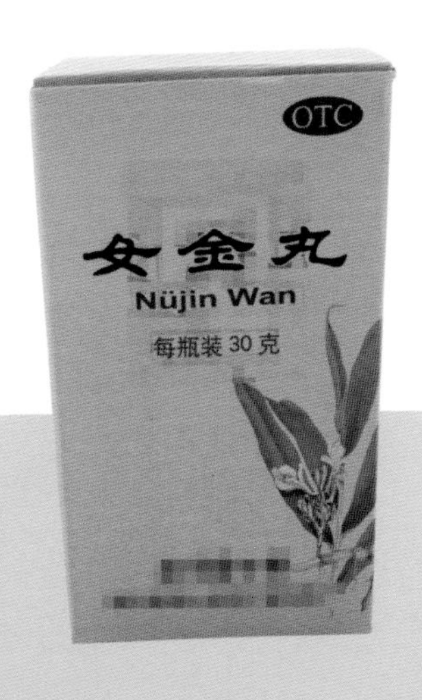

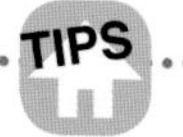

居家贴士

1. 感冒时不宜服用。
2. 月经过多者，或服药后经量不减，或服药 1 个月症状无改善者，应去医院就诊。
3. 平素月经正常，突然出现月经量少，或经期错后，或阴道不规则出血，应去医院就诊。
4. 本品有多种剂型规格，其中胶囊、片剂亦为甲类 OTC 药。
5. 另有人参女金丸、天紫红女金胶囊，在组方上与本品有一定区别，亦属于甲类 OTC 药。

智慧百科

男女体质差异小议

- 常言道“男女有别”，即主要指男女体质的差异。中医认为：男阳女阴，男外女内，男迟女早，男精女血。总体上，男性平和、痰湿、湿热体质较多；女性血瘀、阳虚、气郁、阴虚较多。在用药的选择与剂量上，男女也存在一定区别。例如女性绝经后早期（60 岁前），可通过补充雌激素来增强骨密度，治疗骨质疏松症；再如同为心脏病，男性通常出现胸口挤压式的疼痛、向左臂的放射性疼痛和严重的消化不良，女性则常见气短、虚弱、非常态的困乏、出冷汗和头晕等症状。此外女子需格外注意经、孕、产、乳期的用药禁忌。
- 另一方面，中医治病辨证论治，所以医生往往会开些所谓的妇科用药给男性病人。如乌鸡白凤丸是补气、养血、调经、止带、阴阳双补的成药，现在还可以用在慢性肝炎、肾炎、男性前列腺炎的治疗和恢复上。

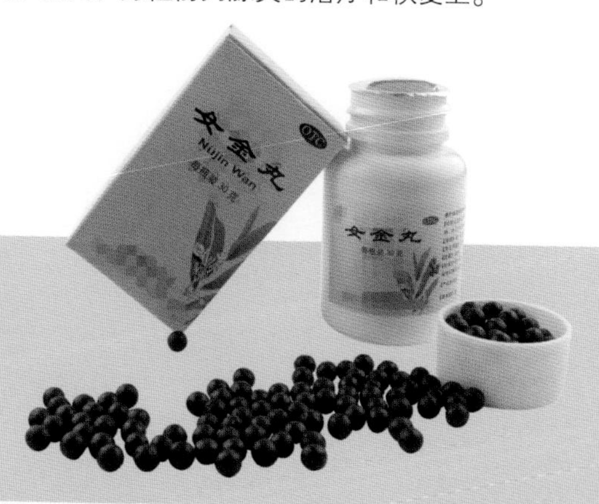

乳癖消片

《中国药典》，《中国国家基本药物目录》，处方药

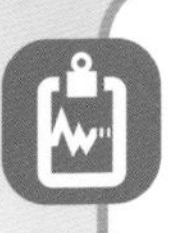

处方 鹿角、蒲公英、昆布、天花粉、鸡血藤、三七、赤芍、海藻等 15 味。

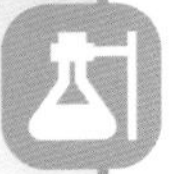

性状 糖衣片或薄膜衣片，除去包衣后显棕褐色至棕黑色；气微，味苦、咸。

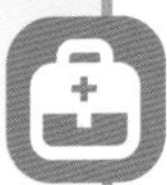

功能主治 软坚散结，活血消痛，清热解毒。用于痰热互结所致的乳癖、乳痈，症见乳房结节、数目不等、大小形态不一、质地柔软，或产后乳房结块、红热疼痛；乳腺增生、乳腺炎早期见上述证候者。

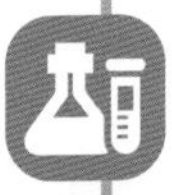

用法用量 口服。一次 3～6 片，一日 3 次。

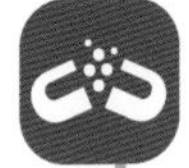

用药禁忌 孕妇慎服。
对本品过敏者禁用，过敏体质者慎用。
性状改变时禁用。

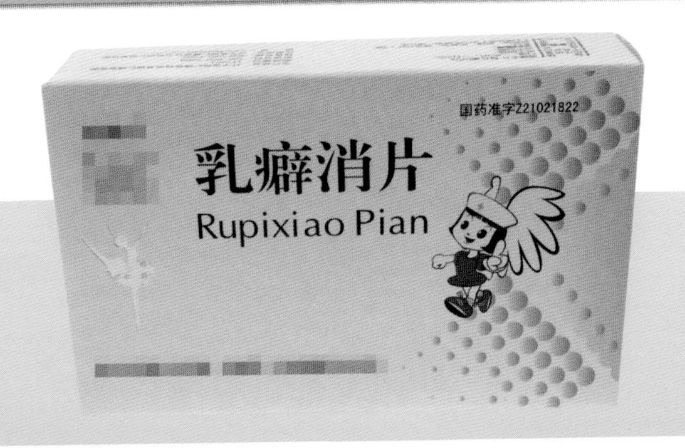

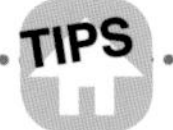

居家贴士

1. 本品属于处方药物，在药店需凭医生处方购买。
2. 极少数患者服药后，可见经期提前，停药后可自行恢复，未见其他不良反应及副作用。
3. 忌气郁发怒。
4. 《中国药典》兼收胶囊剂。

智慧百科

乳房自检需知

乳房自检，即从多个角度视、触乳房的大小、肿块有无，以及观察皮肤是否有溃烂或凹陷，乳头是否有分泌物等。它是保障乳房健康的有效途径，并有助于提前发现乳腺癌等疾病，以便及早采取相应的治疗措施。但在积极自检的同时，需要注意:

- 如一侧乳房比另一侧稍大，属正常现象；如明显不对称，则需提高警惕，及时就医。
- 在检查时，需注意乳头、乳晕颜色的变化。需要弄清乳头、乳晕颜色的变化是属生理性还是病理性，根据变化的特点，做出明确的诊断和及时治疗。
- 在触摸时切莫用手满把抓捏，以免把正常的乳腺组织当成乳房肿块，导致精神紧张。
- 肿块不等同于肿瘤，也可能是慢性炎症、乳腺增生等疾病，所以不用过于担心害怕，但发现后应尽快到正规医院做进一步检查。
- 乳腺自检不必过频，30 岁以上的妇女每月一次即可。时间最好选在行经以后的 7 ~ 10 天，以免因乳腺生理上的改变影响结果。

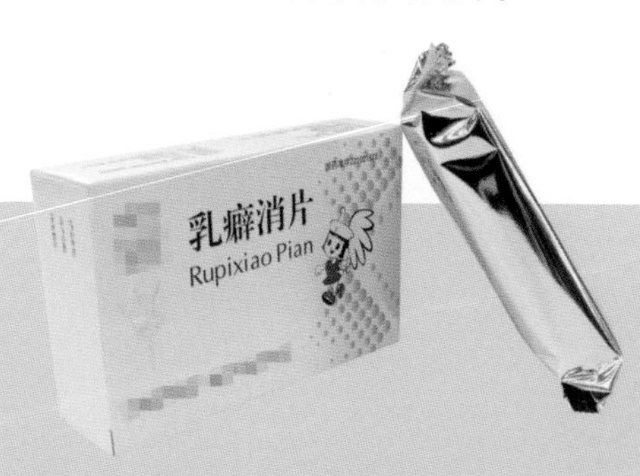

第四章　儿科用药

导赤丸

《中国药典》，OTC 甲类

处方　连翘、黄连、栀子（姜炒）、木通、玄参、天花粉、赤芍、大黄、黄芩、滑石。

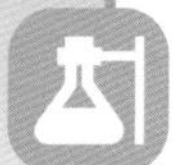

性状　黑褐色大蜜丸；味甘、苦。

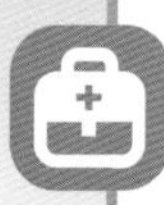

功能主治　清热泻火，利尿通便。用于火热内盛所致的口舌生疮、咽喉疼痛，心胸烦热、小便短赤、大便秘结。

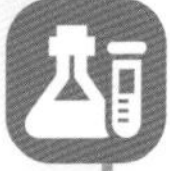

用法用量　口服。一次 1 丸，一日 2 次；周岁以内小儿酌减。

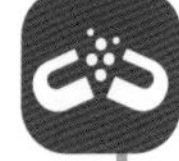

用药禁忌　孕妇慎用。
对本品过敏者禁用，过敏体质者慎用。
性状改变时禁用。

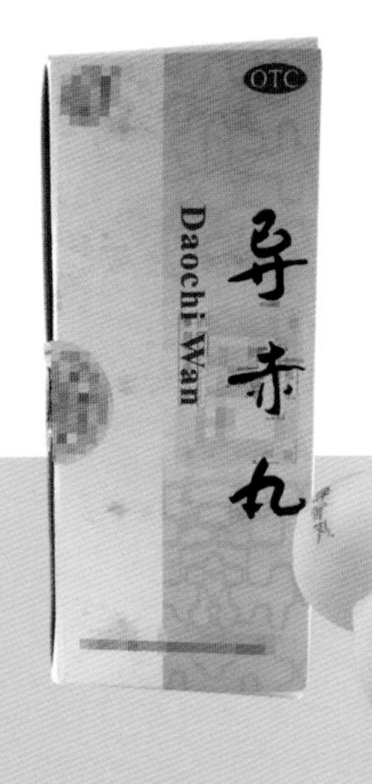

居家贴士

1. 扁桃腺有化脓或发热超过38.5℃，或服药3天症状无缓解，应去医院就诊。
2. 服药后大便次数增多且不成形者，应酌情减量。
3. 严格按用法用量服用，本品不宜长期服用。

智慧百科

饮食对药物的影响

中医治病讲究忌口与食疗，药食相补以养机体，饮食不当则可影响药物疗效，甚至危及生命。部分常见食物对药物的影响如下：

食物及其类别	功效及与药物相互作用	配伍影响
十字花科蔬菜，如菜花、甘蓝、卷心菜等	抗癌，增加醋氨酚与葡萄糖醛酸的结合反应，促进药物的代谢	一般可合用
果汁饮料，如葡萄汁、柚子汁等	抑制细胞色素，从而抑制药物在胃肠道的代谢	可提高部分肠代谢药物的生物利用度；但一般不宜合用
碱性清凉饮料，如汽水、苏打水等	使消化液呈碱性，增加一些降压药利血平、平喘药麻黄碱等的吸收	不宜合用，或可增加毒副作用
牛奶、奶酪及酸辣食物	牛奶钙质易包合药物，影响吸收；辛辣刺激性食物同样影响药物吸收	一般不宜合用
蜂蜜、果酱、糖	矫味，但抑制胃酸分泌	不宜和胃药合用
大蒜	延长凝血时间	不宜和血液稀释药合用

猴枣化痰散

非处方药（香港地区）

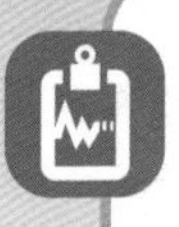

处方　猴子枣、竹黄精、胆南星、防风、川贝母、生甘草、法半夏、陈皮。

性状　灰黄色粉末；气香，味微苦、辛。

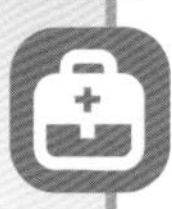

功能主治　化痰止咳，清肺顺气。用于小儿痰热闭肺所致之咳嗽痰多、痰稠难咯及胸膈不舒等症。

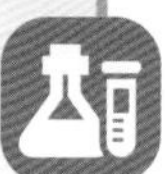

用法用量　药粉倒于汤匙内加暖水拌和服用（空腹服用）。3个月以下婴儿：每日1次，每次半樽；3个月以上婴儿：每日1次，每次一樽；成人16岁以上：每日1次，每次两樽。

用药禁忌　感冒发热，热盛火旺者忌用。
对本品过敏者禁用，过敏体质者慎用。
本品性状改变时禁用。

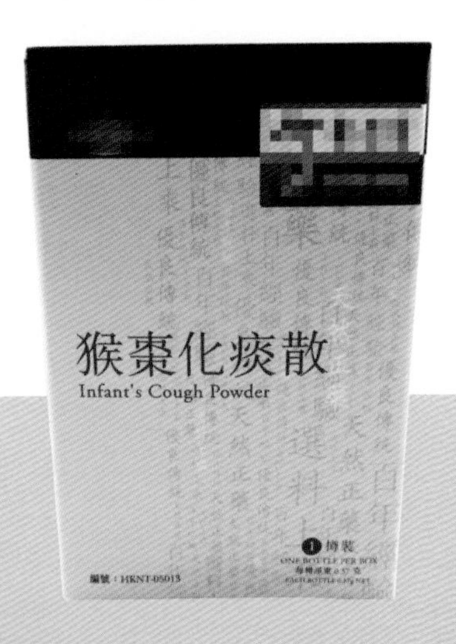

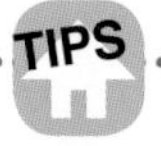

居家贴士

1. 本品宜空腹服用。
2. 不宜长期使用或作为预防性用药。
3. 服药 3 天症状无缓解，应去医院就诊。
4. 本品未被收录于中国非处方药品目录。
5. 本品在中国 CFDA 没有注册，因而中国内地没有销售。

智慧百科

小儿用药须注意

- 正确计算小儿用药剂量。不足不奏效，过量容易产生不良反应。
- 不给小儿用成人药。有些成人用药是小儿禁用的，不能简单减量给小儿用。
- 不过分依赖药物。
- 不滥用抗生素、维生素。
- 谨慎使用外用药。

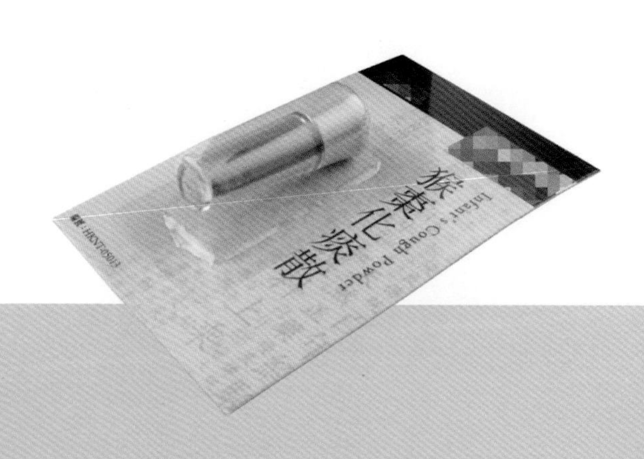

保婴丹

非处方药

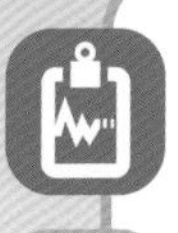

处方　川贝母，防风，钩藤，姜半夏，琥珀，郁金（醋制），天竺黄，重楼，薄荷，胆南星等。

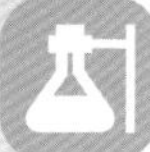

性状　黄褐色粉末，味辛、凉、微苦，气香。

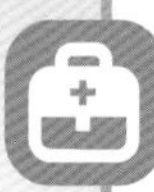

功能主治　疏风清热，化痰定惊。用于小儿感冒，风寒袭表，食滞化热所致发热恶寒，喷嚏流涕，咳嗽有痰，不思饮食、夜啼易惊等症。

用法用量　初生至一个月内婴儿：一次半樽，一日 1 次；一个月至两岁婴儿：一次一樽，一日 1 次；两岁或以上小孩：一次两樽，一日 1 次。

用药禁忌　对本品过敏者禁用，过敏体质者慎用。本品性状改变时禁用。

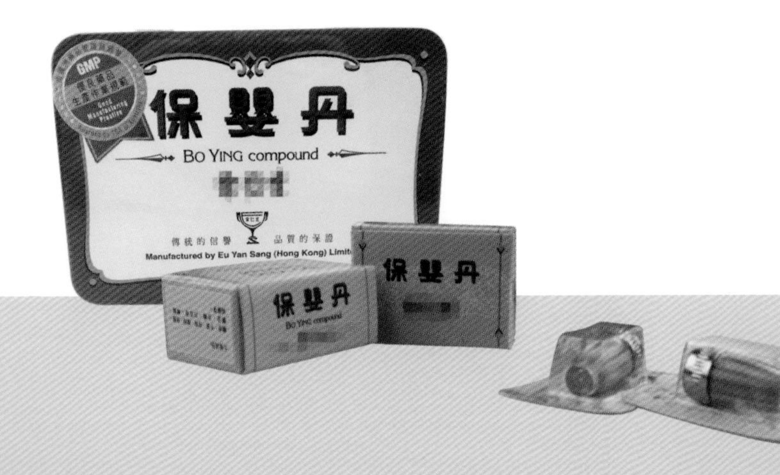

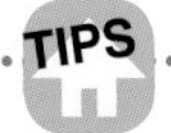

居家贴士

1. 本品不适宜患有先天性六磷酸葡萄糖去氢酵素缺乏症之婴孩服用。
2. 如病情持续，请遵医嘱，按时以温水调服。
3. 本品未被收录于中国非处方药品目录。
4. 本品在中国 CFDA 收载于进口药品注册项中。

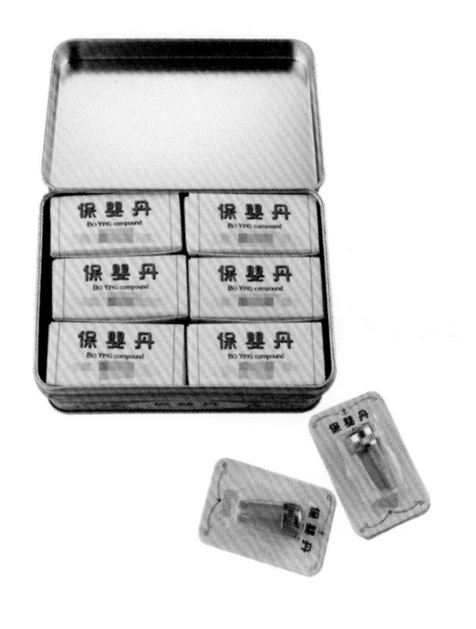

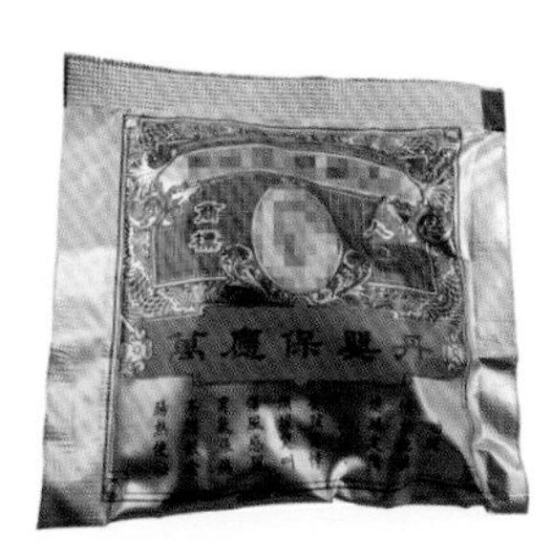

小儿至宝丸

《中国药典》，处方药

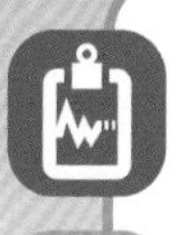

处方 紫苏叶、广藿香、薄荷、羌活、陈皮、白附子（制）、胆南星、芥子（炒）等 25 味。

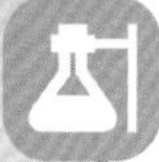

性状 橙黄色至棕黄色的大蜜丸；气微香，味微苦，有辛凉感。

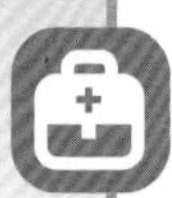

功能主治 疏风镇惊，化痰导滞。用于小儿风寒感冒，停食停乳，发热鼻塞，咳嗽痰多，呕吐泄泻。

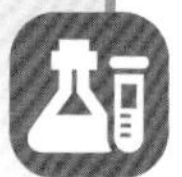

用法用量 口服。一次 1 丸，一日 2～3 次。

用药禁忌 肝肾功能不全者慎用。
对本品过敏者禁用，过敏体质者慎用。
本品性状改变时禁用。

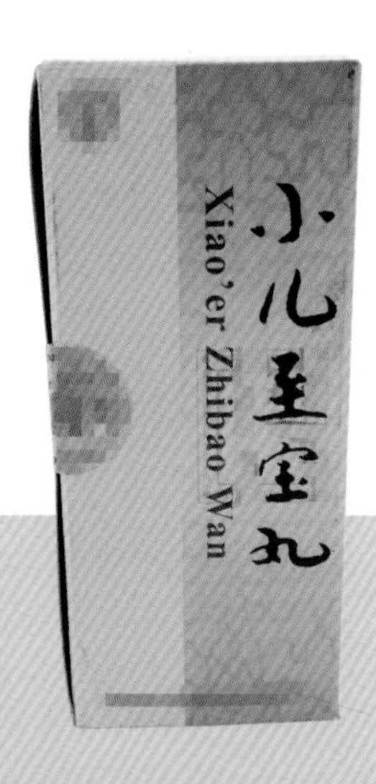

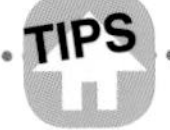

居家贴士

1. 本品属处方药物，在药店需凭医生处方购买。
2. 本品含朱砂、雄黄，不宜过量久服。

智慧百科

如何计算儿童用药剂量

- 小儿个体小，对药物的解毒与耐受能力均不如成人，用药时需严格掌握剂量。由于不同年龄儿童个体相差较大，如 2 个月和 10 个月的婴儿体重可相差 1 倍。常用药量计算法按体重计算如下：
- 小儿剂量 = 体重（千克）+ 每日每千克体重所需药量
- 1 ~ 6 个月小儿体重（千克）= 出生体重 + 月龄 ×0.6
- 7 ~ 12 个月小儿体重（千克）= 出生体重 + 月龄 ×0.5
- 1 岁以上小儿体重（千克）= 年龄 ×2 + 7 或 8

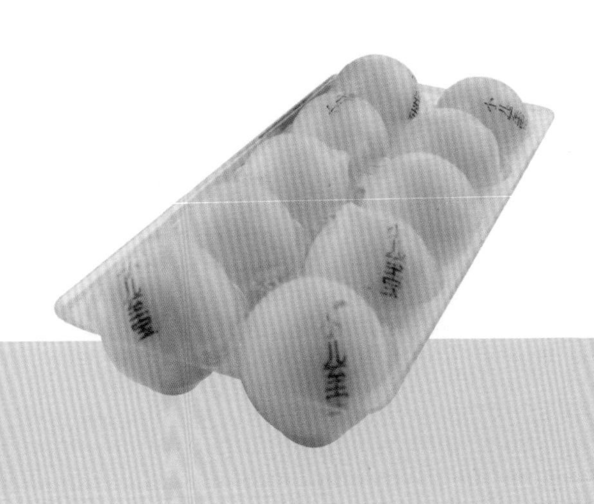

第五章　五官科用药

扶正剂

明目地黄丸

《中国药典》，《中国国家基本药物目录》，OTC 甲类

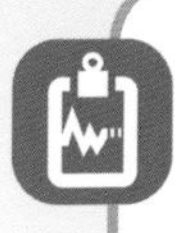

处方　熟地黄、酒萸肉、牡丹皮、山药、茯苓、泽泻、枸杞子、菊花、当归、白芍、蒺藜、石决明（煅）。

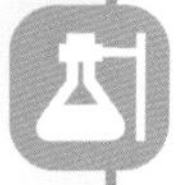

性状　黑褐色至黑色的水蜜丸、黑色的小蜜丸或大蜜丸；气微香，味先甜而后苦、涩。

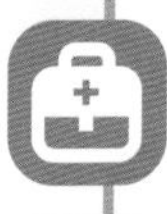

功能主治　滋肾，养肝，明目。用于肝肾阴虚，目涩畏光，视物模糊，迎风流泪。

用法用量　口服。水蜜丸一次 6g，小蜜丸一次 9g，大蜜丸一次 1 丸，一日 2 次。

用药禁忌　对本品过敏者禁用，过敏体质者慎用。
本品性状改变时禁用。

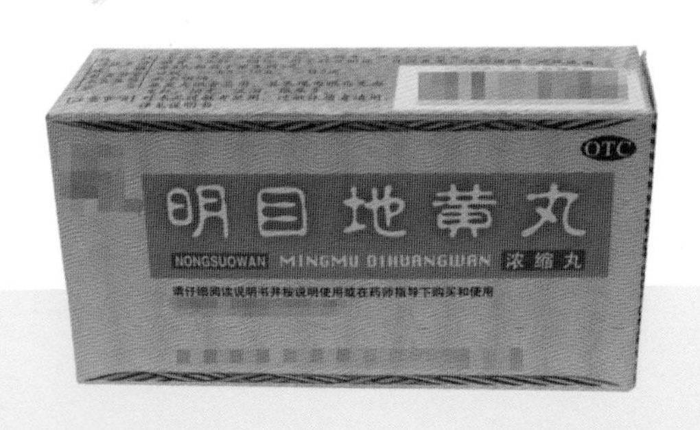

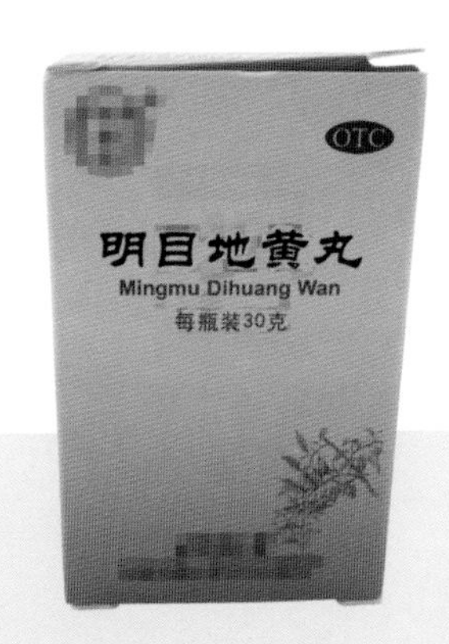

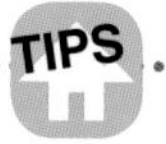

居家贴士

1. 本品剂型包括蜜丸、浓缩丸。
2. 干燥性角膜炎、老年性泪腺萎缩、老年性白内障早期患者可用，但暴发火眼者忌用。
3. 儿童应用时应先到医院检查眼部，无其他眼病方可服用。
4. 如有迎风流泪，又有视力急剧下降，或平时有头痛、眼胀、虹视或青光眼等症状的患者应去医院就诊。
5. 服药 2 周症状无缓解，应去医院就诊。

智慧百科

鱼油和鱼肝油

鱼油与鱼肝油，仅一字之差，且外观、规格、性状相似，但成分、功效均大相径庭，不可混用。

	鱼油	鱼肝油
来源	鱼体内的全部油类物质的统称，包括体油、肝油和脑油，是将鱼及其废弃物经蒸、压榨和分离而得到	鱼类肝脏炼制的油脂。广义的鱼肝油还包括鲸、海豹等海兽的肝油
主要成分	Ω–3 系列多元不饱和脂肪酸（其中深海鱼油含 EPA，DHA）、类脂、脂溶性维生素，以及蛋白质降解物等	维生素 A、D，以及饱和/不饱和脂肪酸甘油脂、少量的磷脂
重要功效	预防心脑血管疾病和健脑	防治夜盲症、佝偻病、骨软化症等
备　　注	属于功能性保健食品	属于准字型药品，过多服用会中毒

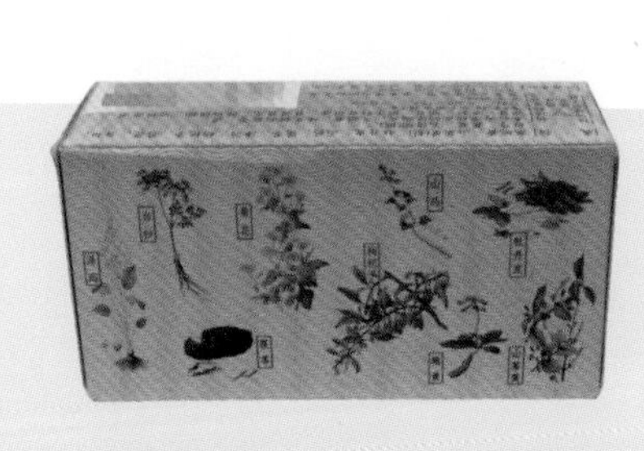

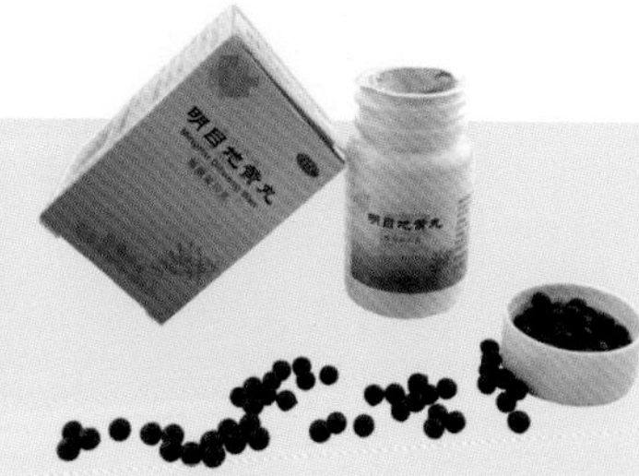

石斛夜光丸

《中国药典》，OTC 乙类

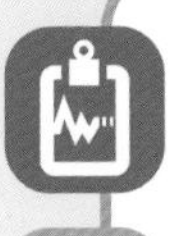

处方	石斛、人参、山药、茯苓、甘草、肉苁蓉、枸杞子、菟丝子、地黄等 25 味。
性状	棕色水蜜丸、棕黑色小蜜丸或大蜜丸；味甜而苦。
功能主治	滋阴补肾，清肝明目。用于肝肾两亏，阴虚火旺，内障目暗，视物昏花。
用法用量	口服。水蜜丸一次 6g，小蜜丸一次 9g，大蜜丸一次 1 丸，一日 2 次。
用药禁忌	糖尿病患者禁用。 对本品过敏者禁用，过敏体质者慎用。 性状改变时禁用。

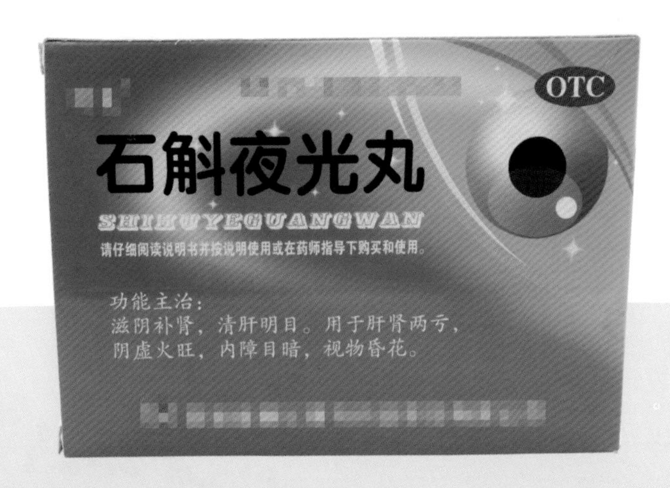

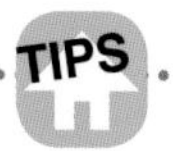

居家贴士

1. 本品适用于早期圆翳内障（老年性白内障）。
2. 服药 2 周症状无缓解者，应去医院就诊。
3. 孕妇、哺乳期妇女及脾虚便溏者应在医师指导下服用。

智慧百科

缓解眼疲劳之道

- 注意光线，太强会伤害眼睛，太弱易引起用眼疲劳。使用能提供明暗对比的柔和灯光较好。
- 不要长时间看屏幕。如连续使用计算机 6～8 小时，应每 2～3 小时休息 10～15 分钟。
- 调节计算机屏幕亮度，并调整反差，使字体清晰。
- 多休息眼睛，如闭着眼睛讲电话。
- 摩擦双手直到暖和，然后闭眼，盖住眼圈。
- 多眨眼按摩，每天 300 次，以助于清洁眼睛。

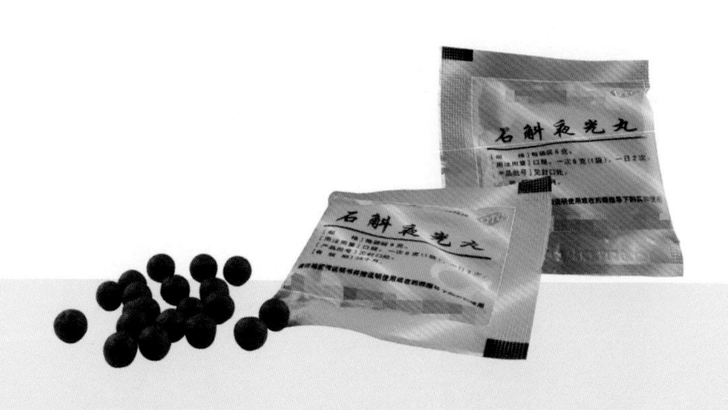

耳病用药

耳聋左慈丸

《中国药典》，《中国国家基本药物目录》，OTC 甲类

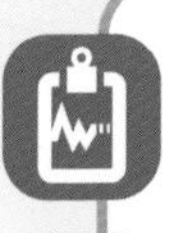

处方 磁石（煅）、熟地黄、山茱萸（制）、牡丹皮、山药、茯苓、泽泻、竹叶、柴胡。

性状 棕黑色水蜜丸，或黑褐色大蜜丸；味甜、微酸。

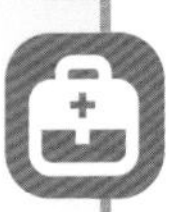

功能主治 滋肾平肝。用于肝肾阴虚，耳鸣耳聋，头晕目眩。

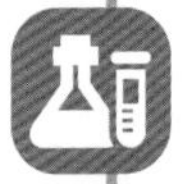

用法用量 口服。水蜜丸一次 6g；大蜜丸一次 1 丸，一日 2 次。

用药禁忌 突发耳鸣耳聋者禁用。
对本品过敏者禁用，过敏体质者慎用。
本品性状改变时禁用。

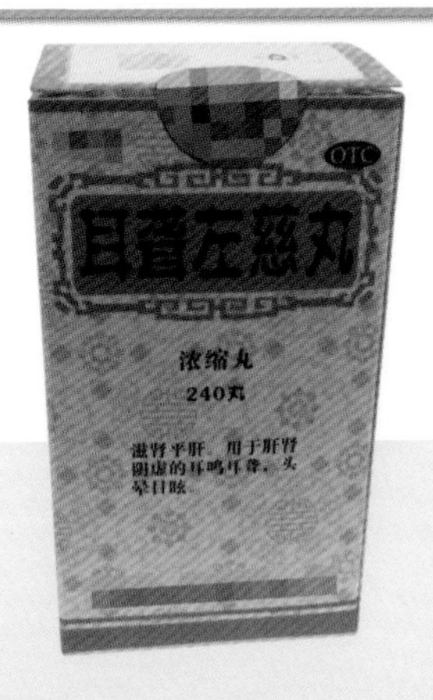

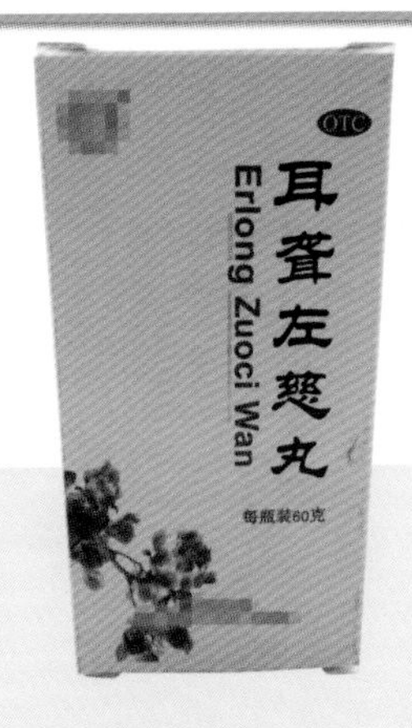

居家贴士

1. 本品适用于肝肾阴虚证之听力逐渐减退者，如外耳、中耳病变而出现耳鸣者应去医院就诊。
2. 感冒时不宜服用。

智慧百科

耳朵的保健

- 保持良好的精神状态。当人情绪激动时，肾上腺素分泌增加，可使内耳小动脉血管发生痉挛，导致突发性耳聋。
- 养成科学的饮食习惯。多食含锌、铁、钙丰富的食物，有助于扩张微血管，改善内耳的血液供应，防止听力减退。
- 避免长时间接触高分贝噪音。
- 慎用或禁用对听神经有损害的药物，如氨基糖苷类抗生素等。
- 不要掏耳朵，以防用力不当引起外耳道损伤、感染及鼓膜或听小骨的受伤，影响听力。
- 避免打击头部，更不可掌击耳部。前者可并发听力损害，后者可引起鼓膜破裂。
- 经常按摩耳朵，促进内耳血液循环。如提拉耳尖、按摩耳郭、捏耳垂、按摩风池穴等。
- 积极治疗高血压、高血脂、脑动脉硬化及糖尿病等疾病，以免引起耳部病变。

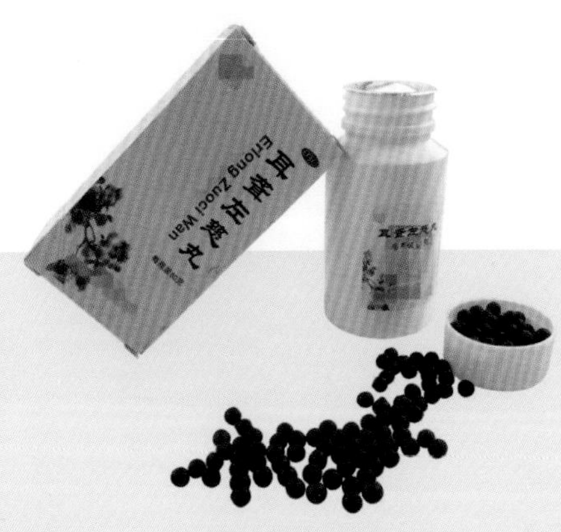

鼻炎康片

《中国药典》，《中国国家基本药物目录》，OTC 甲类

处方 广藿香、苍耳子、鹅不食草、麻黄、野菊花、当归、黄芩、猪胆粉、薄荷油、马来酸氯苯那敏。

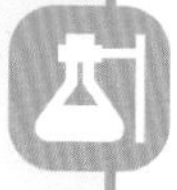

性状 薄膜包衣片，除去包衣后显浅褐色至棕褐色；味微甘而苦涩，有凉感。

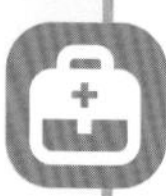

功能主治 清热解毒，宣肺通窍，消肿止痛。用于风邪蕴肺所致的急慢性鼻炎，过敏性鼻炎。

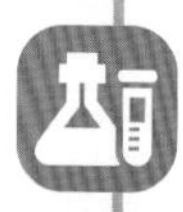

用法用量 口服。一次 4 片，一日 3 次。

用药禁忌 孕妇、高血压、膀胱颈梗阻、甲状腺功能亢进、青光眼和前列腺肥大患者慎用。
过敏性鼻炎属虚寒证者慎用。
对本品过敏者禁用，过敏体质者慎用。
性状改变时禁用。

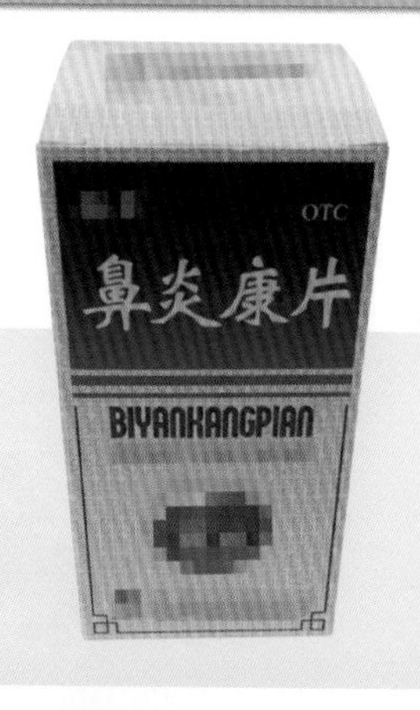

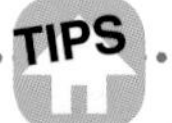

居家贴士

1. 本品含有马来酸氯苯那敏。服药期间不得驾驶飞机、车、船；不得从事高空作业、机械作业及操作精密仪器。
2. 急性鼻炎服药 3 天症状无缓解，应去医院就诊。
3. 个别患者服药后胃部不适，停药可消失；建议饭后服用。
4. 不宜过量、久服。

智慧百科

过敏性鼻炎的病因与症状

过敏性鼻炎是一种发生在鼻黏膜的变态反应性疾病，中医称之为“鼻鼽”，分为常年性发作与季节性发作两类。

	常年性过敏性鼻炎	季节性过敏性鼻炎
病因	屋内尘、螨、霉菌、毛屑等为致敏原	花粉为主要致敏原
症状	每年发病日超过全年 1/2，1 日发病超过 1 小时，每次喷嚏 5 个以上	发病季节与致敏花粉授粉期一致，鼻塞程度不一，部分人可嗅觉减退

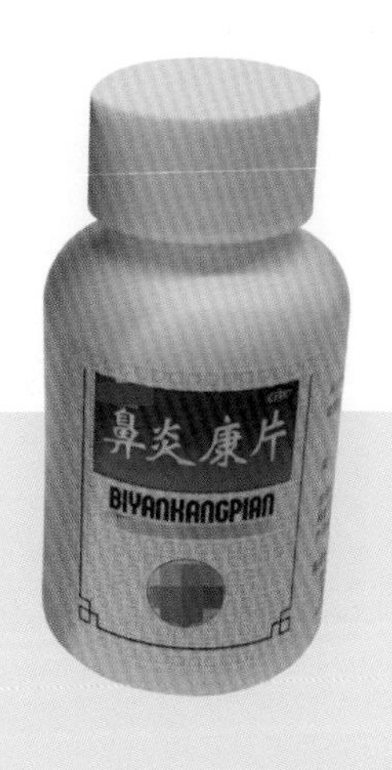

藿胆丸

《中国药典》，《中国国家基本药物目录》，OTC 甲类

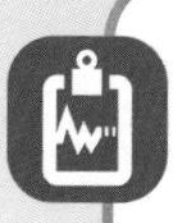

处方 广藿香叶、猪胆粉。

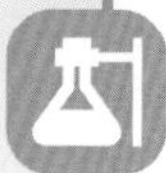

性状 黑色的包衣水丸，除去包衣后显灰棕色至棕褐色；气特异，味苦。

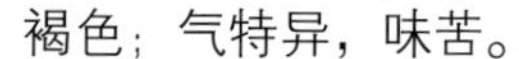

功能主治 芳香化浊，清热通窍。用于湿浊内蕴、胆经郁火所致的鼻塞、流清涕或浊涕、前额头痛。

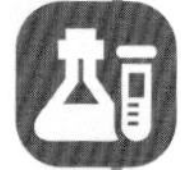

用法用量 口服。一次 3 ~ 6g，一日 2 次。

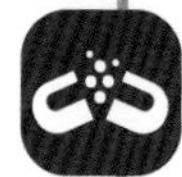

用药禁忌 对本品过敏者禁用，过敏体质者慎用。
本品性状改变时禁用。

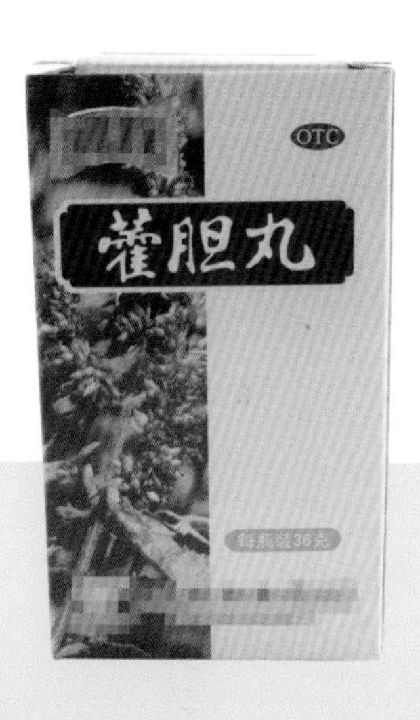

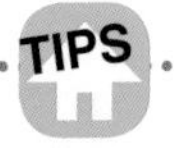

居家贴士

1. 凡脾气虚，症见鼻涕清稀者，应在医生指导下使用。
2. 急性鼻炎服药 3 天症状无改善，应去医院就诊。
3. 本品丸剂、片剂、滴丸剂均为甲类 OTC 药；《中国药典》兼收丸剂。

智慧百科

鼻炎患者须知

- 尽早开始治疗，按时服药，点鼻药。
- 避免再次接触过敏原。
- 保持室内清洁，做到无灰尘和螨虫，扫地、换床单时尽量戴口罩，以免吸入过敏原。
- 花粉大量播散的季节，尽量减少外出。
- 经常服用维生素和矿物质的复方制剂，特别是维生素 C 和维生素 B。
- 出现呼吸短促、咳嗽、喘息等哮喘症状，或伴有发烧、淋巴结肿大等感染症状，或眼鼻排出脓性分泌物，或伴有耳朵、头面疼痛等必须及时就医。

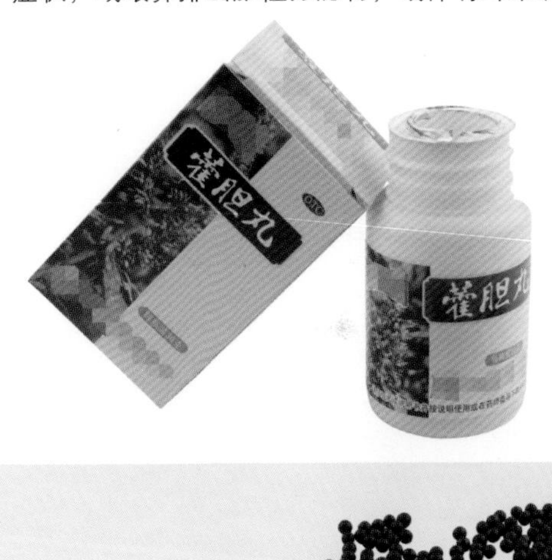

咽喉病用药

黄氏响声丸

《中国药典》，《中国国家基本药物目录》，OTC 甲类

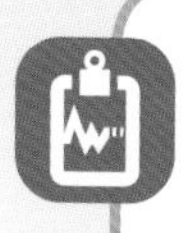

处方　薄荷、浙贝母、连翘、蝉蜕、胖大海、大黄（酒制）、川芎、儿茶、桔梗、诃子肉、甘草、薄荷脑。

性状　糖衣或炭衣浓缩水丸，除去包衣后显褐色或棕褐色；味苦、清凉。

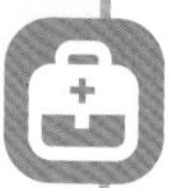

功能主治　疏风清热，化痰散结，利咽开音。用于风热外束、痰热内盛所致的喉喑，症见声音嘶哑、咽喉肿痛、咽干灼热、咽中有痰或寒热头痛、便秘尿赤；急慢性喉炎及声带小结、声带息肉初起见上述证候者。

用法用量　口服。炭衣丸：一次 6～8 丸；糖衣丸：一次 20 丸，一日 3 次，饭后服用；儿童减半。

用药禁忌　胃寒便溏者慎用。
声嘶、咽痛兼恶寒发热等外感风寒者慎用。
对本品过敏者禁用，过敏体质者慎用。
本品性状改变时禁用。

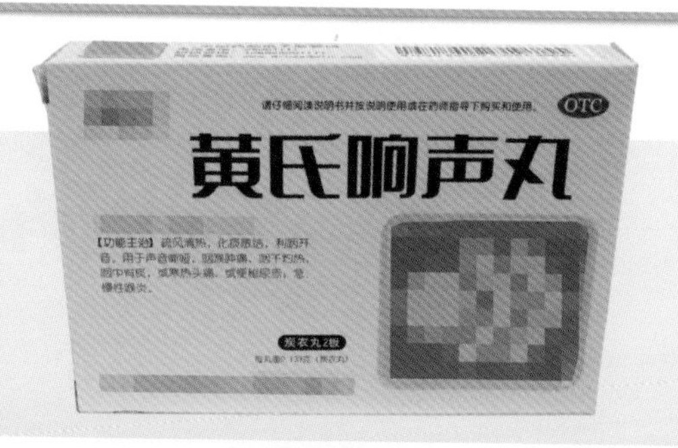

居家贴士

1. 声哑、咽喉痛同时伴有其他症状，如心悸、胸闷、咳嗽气喘、痰中带血等，应及时去医院就诊。
2. 用于声带小结、息肉之初起，凡声带小结、息肉较重者应当在医生指导下使用。
3. 服药 10 天症状无改善，或出现其他症状，应去医院就诊。

智慧百科

消除喉咙疼痛的小方法

- 服用口含片。
- 漱盐水。
- 增加室内湿度。
- 打通鼻塞。
- 多喝水及其他饮料以滋润干燥的咽喉组织，但需避免浓稠的乳品饮料，如已发炎需避免饮用橙汁，会刺激咽喉。
- 洋甘菊湿敷喉咙。
- 更换牙刷，建议每月一换。
- 垫高床头，避免胃酸逆流。

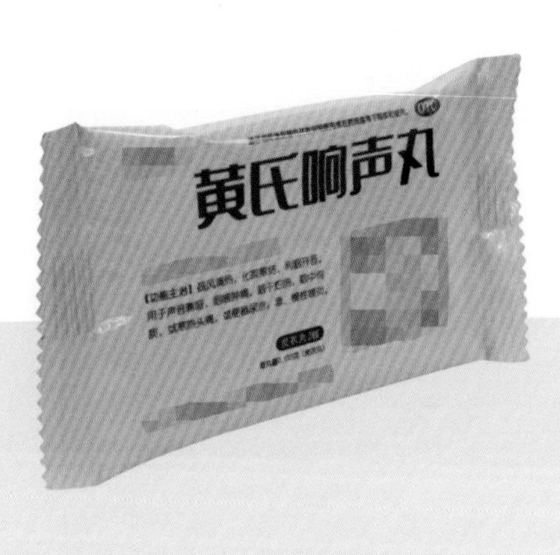

清音丸

《中国药典》，OTC 甲类

处方 诃子肉、川贝母、百药煎、乌梅肉、葛根、茯苓、甘草、天花粉。

性状 褐色水蜜丸或大蜜丸；味甘、微酸涩。

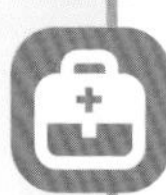

功能主治 清热利咽，生津润燥。用于肺热津亏，咽喉不利，口舌干燥，声哑失音。

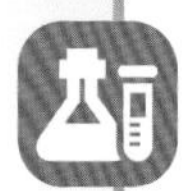

用法用量 口服，温开水送服或噙化。水蜜丸一次 2g，大蜜丸一次 1 丸，一日 2 次。

用药禁忌 孕妇禁用。
对本品过敏者禁用，过敏体质者慎用。
本品性状改变时禁用。

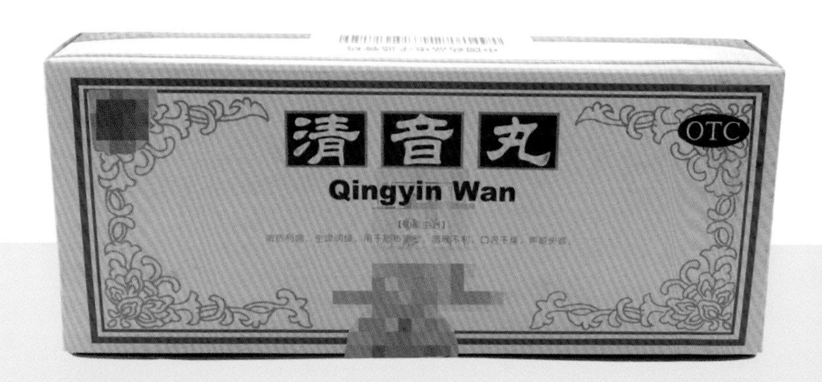

居家贴士

1. 忌辛辣食物。
2. 声哑失音严重者，或服药 3 天症状无缓解者，应去医院就诊。

智慧百科

慢性咽炎的辅助疗法

慢性咽炎指咽部黏膜、黏膜下以及淋巴组织部位的炎症，常由急性咽炎反复发作转变而成或贫血、便秘、下呼吸道炎症等继发本病。除正确用药外，患者还需注意：

- 平时加强锻炼，预防感冒。
- 戒烟、酒，禁食辛辣、油炸、过甜、过咸的食物，并多喝水、少讲话。
- 含服冰块或清凉润喉糖。
- 服用复方维生素和矿物质制剂，特别是维生素 C。
- 中药胖大海、麦冬、菊花等可泡水当茶饮。

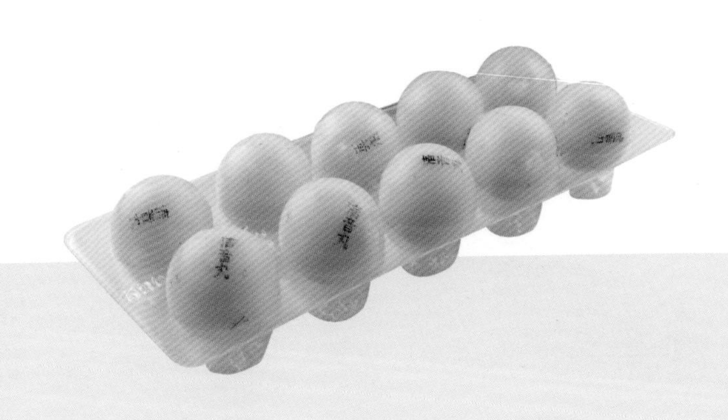

第六章　骨伤科用药

跌打丸

《中国药典》，OTC 甲类

处方　三七、当归、白芍、赤芍、桃仁、红花、血竭等 24 味。

性状　黑褐色至黑色大蜜丸；气微腥，味苦。

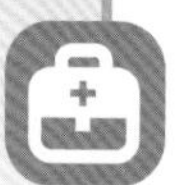

功能主治　活血散瘀，消肿止痛。用于跌打损伤，筋断骨折，瘀血肿痛，闪腰岔气。

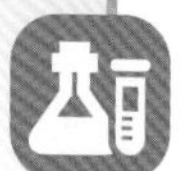

用法用量　口服。一次 1 丸，一日 2 次。

用药禁忌　孕妇禁用。
月经过多者禁用。
有明显肝肾功能不全者禁用。
经期及哺乳期妇女慎用。
对本品过敏者禁用，过敏体质者慎用。
本品性状改变时禁用。

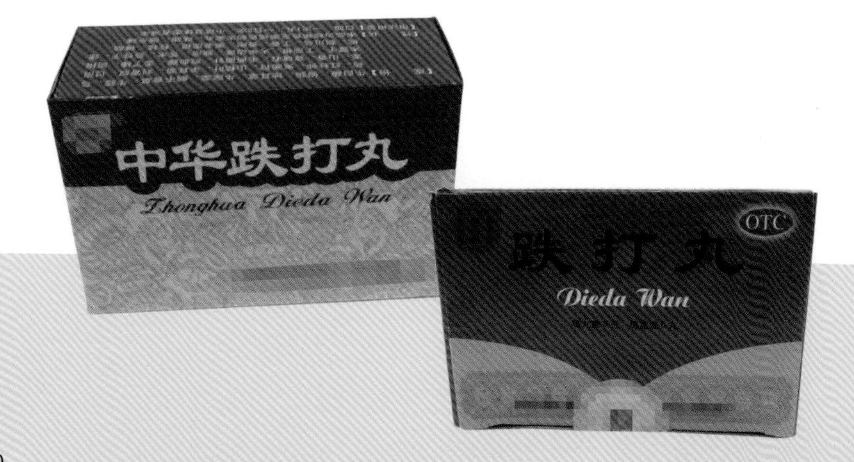

居家贴士

1. 本品含乳香、没药，对胃有较强的刺激性，易引起恶心呕吐，有伤脾败胃之弊，脾胃弱者慎用，且不宜大剂量应用。
2. 如需长期服用，或服药 3 天后无缓解，或服用后症状加重应去医院就诊。
3. 本品蜜丸、片剂同为甲类 OTC 药。
4. 另有甲类 OTC 药跌打万花油、药酒、镇痛膏、扭伤散等与本品功效相近，临床应用时注意对症。

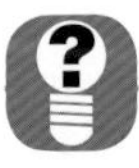

智慧百科

走出补钙误区

曾有调查报告显示，中国人普遍缺钙，补钙之风骤然兴起并长盛不衰。但现代研究同时发现，长期过多补钙反而无益。美国 NIH 研究发现，成人每日钙的摄入量不能超过 2000mg，否则易患肾结石；大量补钙，还会干扰人体对磷、锌等元素的正常吸收；如果长期服用来源于受到重金属污染的贝壳和海产品制备的补钙食品或制剂，更有一定的重金属中毒危险。不同国家推荐的不同年龄段人士每日钙摄取量有所不同（参见下表），合理平衡膳食，是补充钙质的科学途径。

	1 ~ 3 岁	4 ~ 8 岁	9 ~ 18 岁	19 ~ 50 岁	51 ~ 70 岁	>71 岁
中国	600mg	800mg	1000 ~ 1200mg	孕妇 800mg 哺乳期 1200mg	绝经妇女 1000mg	同成人
美国	700mg	1000mg	1300mg	1000mg	女 1200mg 男 1000mg	1200mg

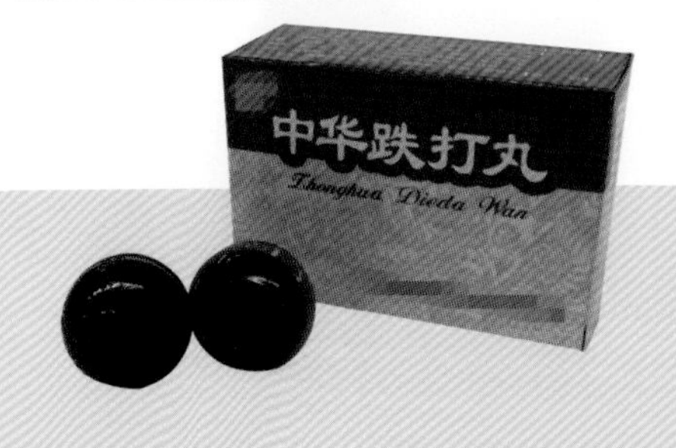

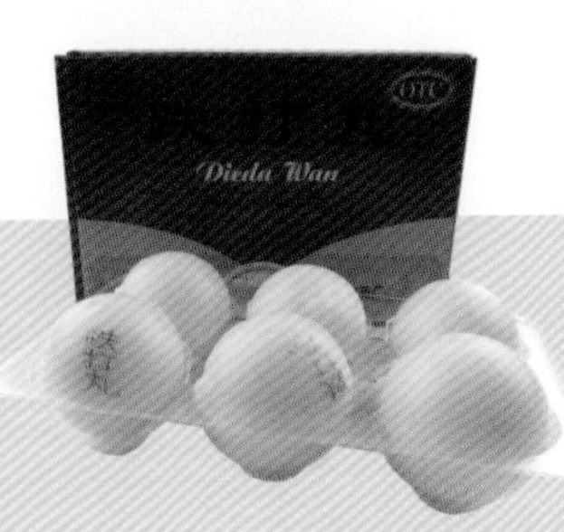

活络油

OTC 乙类

处方 桂叶油、松节油、丁香油、薄荷脑、独活、肉桂油、水杨酸脂、麝香、冰片等。

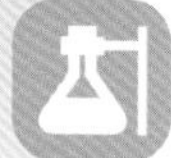

性状 浅棕黄色透亮油，味香。

功能主治 舒筋活络，祛风散瘀。用于风湿骨痛，筋骨疼痛，腰骨刺痛，跌打旧患，小疮肿痛，蚊虫叮咬，舟车晕浪，头晕腹痛。

用法用量 外用，擦于患处。

用药禁忌 外用药，禁止内服。
皮肤破溃或感染处禁用。
对本品过敏者禁用，过敏体质者慎用。
本品性状改变时禁用。

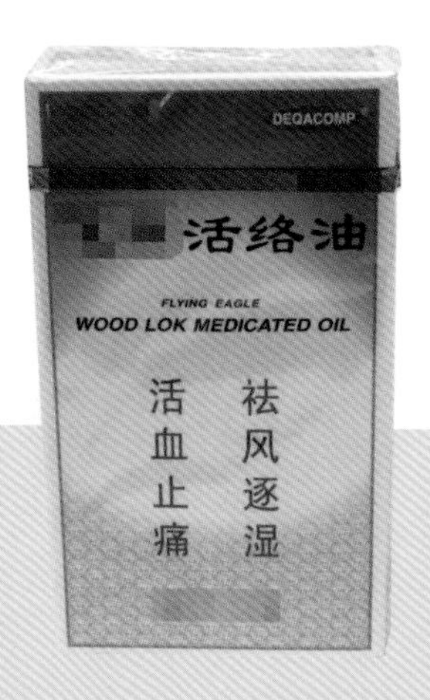

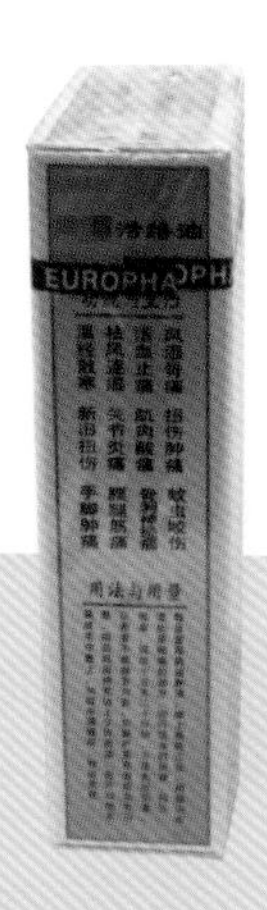

居家贴士

1. 本品有多种规格，5mL，20mL，35mL，50mL。
2. 切勿接触眼睛、口腔等黏膜处。
3. 不宜长期或大面积使用，用药后皮肤过敏者应停止使用，症状严重者应去医院就诊。
4. 用药 3 天症状无缓解，应去医院就诊。

智慧百科

缓解肌肉酸痛小方法

劳作或锻炼后往往出现肌肉酸痛，有时在运动 1～2 小时之后出现，即运动医学上称为“延迟性肌肉酸痛症”。常用缓解方法如下：

- 可局部温热和涂擦药物如油剂、糊剂等，使酸痛肌肉血管扩张，改善血液循环，并利于受损组织的再生修复。
- 做牵伸肌肉的运动，如压腿、展体等，以使紧张的肌肉充分伸展、放松，改善肌肉组织的血液循环。
- 按摩，多采用揉捏手法，上提酸痛肌肉，亦可配合采用点穴按摩。
- 及时进食，并口服维生素 C。肌肉在运动结束后 30 分钟内最容易合成肝糖。
- 其他方法，如针灸、理疗、水疗和药物疗法等。

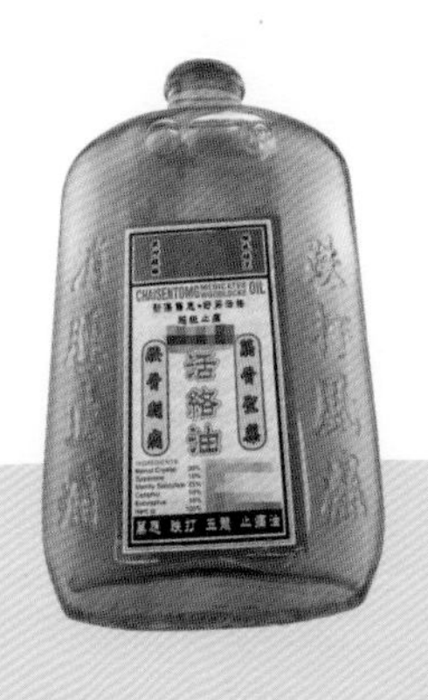

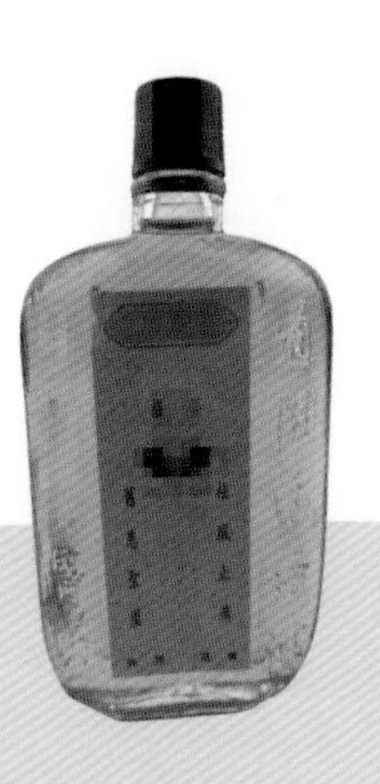

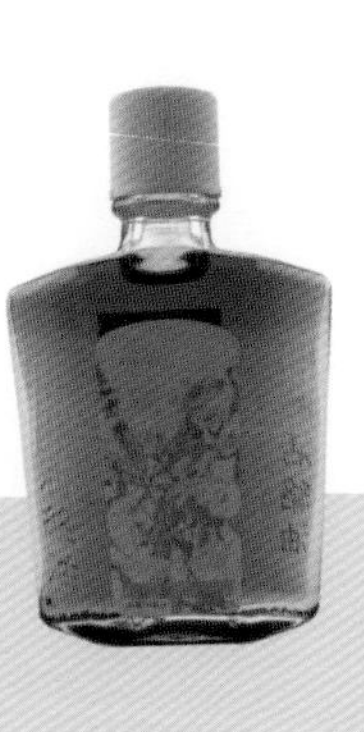

云南白药

《中国药典》，《中国国家基本药物目录》，OTC 乙类

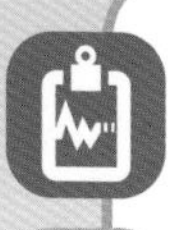

处方 保密。

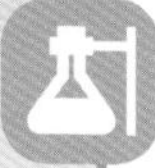

性状 灰黄色至浅棕黄色的粉末；具特异香气，味略感清凉，并有麻舌感。保险子为红色球形或类球形水丸，剖面呈棕色或棕褐色；气微，味微苦。

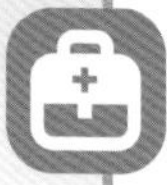

功能主治 化瘀止血，活血止痛，解毒消肿。用于跌打损伤，瘀血肿痛，吐血、咳血、便血、痔血、崩漏下血，手术出血，疮疡肿毒及软组织挫伤，闭合性骨折，支气管扩张及肺结核咳血，溃疡病出血，以及皮肤感染性疾病。

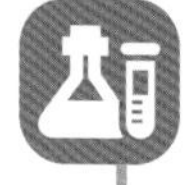

用法用量 刀、枪、跌打诸伤，无论轻重，出血者用温开水送服；瘀血肿痛与未流血者用酒送服；妇科各证，用酒送服；但月经过多、红崩，用温水送服。毒疮初起，服用 0.25g，另取药粉，用酒调匀，敷患处，如已化脓，只需内服。其他内出血各症均可内服。一次 0.25～0.5g，一日 4 次。儿童酌减。凡遇较重的跌打损伤可先服保险子一粒，轻伤及其他病症不必服。

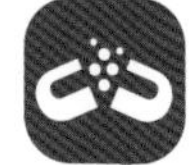

用药禁忌 孕妇忌用。

服药一日内，忌食蚕豆、鱼类及酸冷食物。

对本品过敏者禁用，过敏体质者慎用。

本品性状改变时禁用。

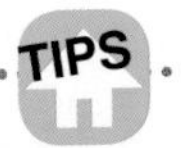

居家贴士

1. 伴有严重心率失常的患者不宜。
2. 有组织破损或感染者，外敷用药前必须彻底清创、冲洗、消毒，有的患者外敷本品后会有轻微灼痛，随病情好转将逐渐消失。
3. 用药后若出现过敏反应，应立即停用，视症状轻重给予抗过敏治疗，若外用可先清除药物。
4. 本品创可贴、药酊、药膏、气雾剂均为乙类 OTC 药；《中国药典》兼收胶囊剂。

智慧百科

云南白药的历史渊源

- 云南白药，由云南民间医生曲焕章于 1902 年研制成功，原名“百宝丹”，具有显著的止血愈伤、活血散瘀、消炎去肿、排脓驱毒等作用，特别对内脏出血亦有神奇功效。据报道此药以三七为主要成分，但具体处方属于国家机密。
- 传说曲焕章研制此药，源于一次山中观蛇斗，败走之蛇游到一块草地上蠕动，片刻后就由奄奄一息转为完好如初。事后，他用那种神奇药草并结合自己疗伤经验，配制出了百宝丹。也有传说，曲焕章创制此药，是受“异人”游医姚连钧所传。
- 中华人民共和国成立以后该药曾于 1979 年、1984 年、1989 年三度获国家优质产品金质奖章。近年来，该药通过不懈的研发，不断推出多个剂型品种以适应市场和人们生活需求。

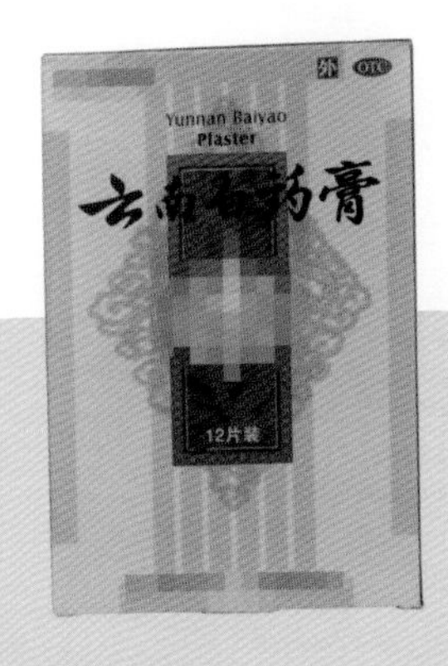

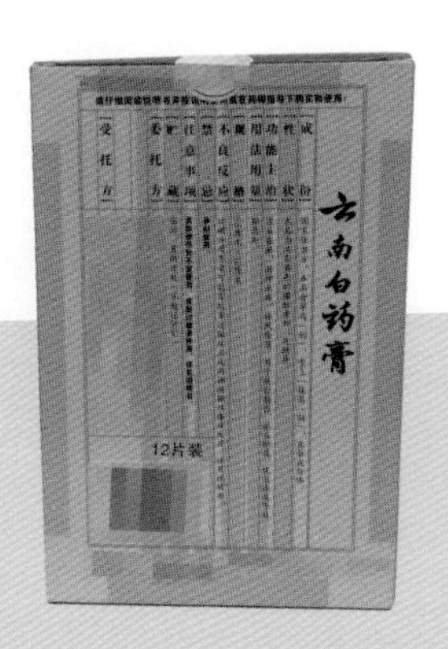

伤科接骨片

《中国国家基本药物目录》，处方药

处方　红花、土鳖虫、乳香（炙）、没药（炙）、三七、海星、鸡骨（炙）等12味。

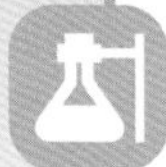

性状　薄膜衣片，除去包衣后显灰褐色至棕褐色；味苦，腥。

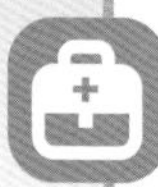

功能主治　活血化瘀，消肿止痛，舒筋壮骨。用于跌打损伤，闪腰岔气，伤筋动骨，瘀血肿痛，损伤红肿等症。对骨折患者需经复位后配合使用。

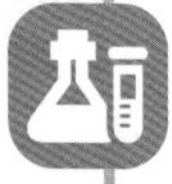

用法用量　口服，温开水或黄酒送服。一次4片，一日3次。儿童酌减。

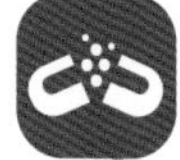

用药禁忌　孕妇忌用。脾胃虚弱者慎用。
10岁以下儿童禁服。
对本品过敏者禁用，过敏体质者慎用。
本品性状改变时禁用。

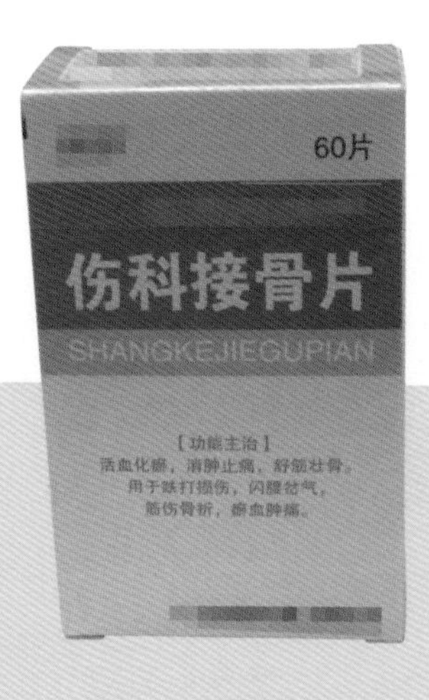

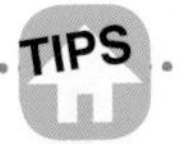

居家贴士

1. 本品属于处方药物，在药店需凭医生处方购买。
2. 本品不可随意增加服用量，增加时，需遵医嘱。

智慧百科

不同品牌 OTC 的选购

- 充分了解病因，全面掌握病症，咨询驻店药师，选择相应的 OTC。
- 根据价格、包装、厂家的信誉和形象，综合考虑。
- 基于以往使用经验和大众媒体介绍。

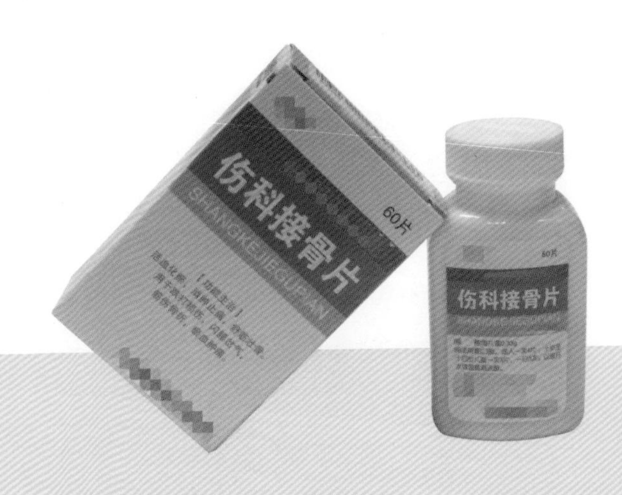

活血止痛散

《中国药典》，《中国国家基本药物目录》，OTC 甲类

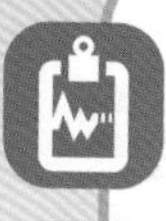

处方 当归、三七、乳香（制）、冰片、土鳖虫、自然铜（煅）。

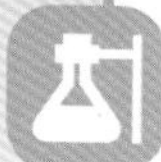

性状 灰褐色粉末；气香，味辛、苦、凉。

功能主治 活血散瘀，消肿止痛。用于跌打损伤、瘀血肿痛。

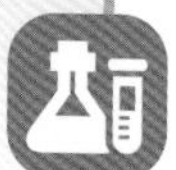

用法用量 温黄酒或温开水送服。一次1.5g，一日2次。

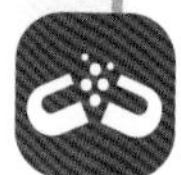

用药禁忌 孕妇禁用。
肝肾功能异常者禁用。
对本品过敏者禁用，过敏体质者慎用。
性状改变时禁用。

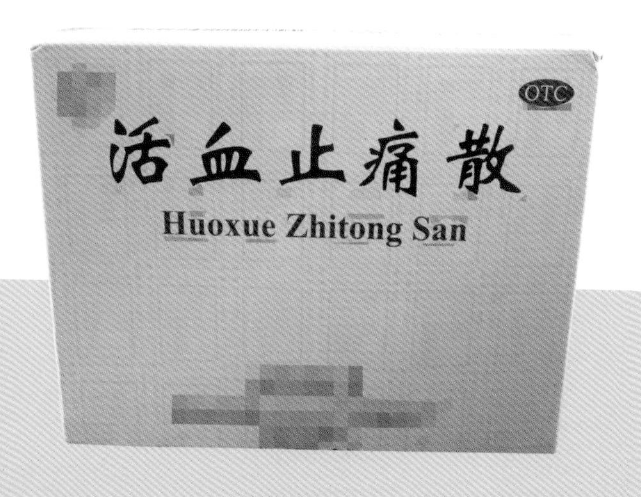

居家贴士

1. 服药 3 天症状无缓解，应去医院就诊。
2. 长期服用应向医师咨询。
3. 本品膏剂、散剂、硬胶囊剂均为甲类 OTC 药。

智慧百科

骨质疏松的防与治

- 骨骼，是由几种不同的嵌在钙、磷及蛋白质中所形成的坚硬结构中的细胞所组成的，如果骨组织新生缓慢，老骨组织的破坏速度比代替物质产生的速度快，于是骨骼就变得松软无力，形成骨质疏松症。
- 骨质疏松的治疗原则：重在预防。因为它一旦发生，不可逆转恢复，治疗只能减缓其继续进行。预防途径为提高骨峰值并减少骨丢失率。主要措施：坚持户外运动，摄入足量的钙、维生素，戒烟，勿过量饮酒，勿吃过多肉，减少盐量摄入。如已经发生骨质疏松，则运动中需注意预防骨折。

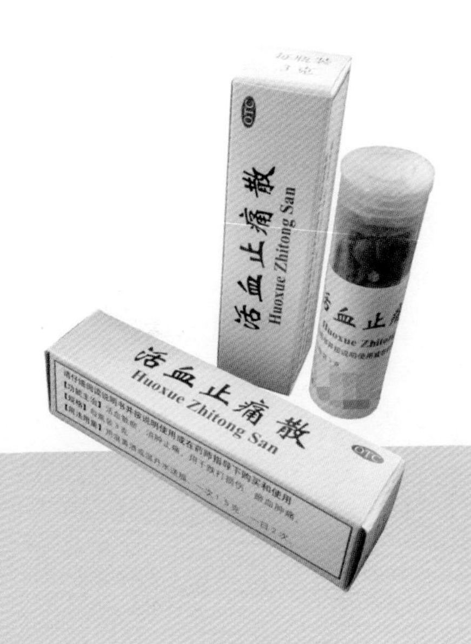

仙灵骨葆胶囊

《中国国家基本药物目录》，OTC 甲类

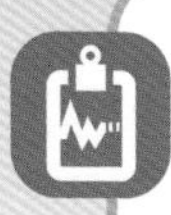

处方　淫羊藿、续断、补骨脂、地黄、丹参、知母。

性状　胶囊内容物为棕黄色至棕褐色的颗粒剂粉末；味微苦。

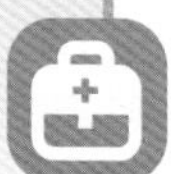

功能主治　滋补肝肾，接骨续筋，强身健骨。用于骨质疏松和骨质疏松症，骨折，骨关节炎，骨无菌性坏死等。

用法用量　口服。一次 1.5g，一日 2 次。

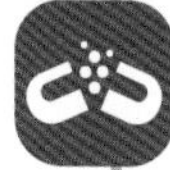

用药禁忌　对本品过敏者禁用，过敏体质者慎用。本品性状改变时禁用。

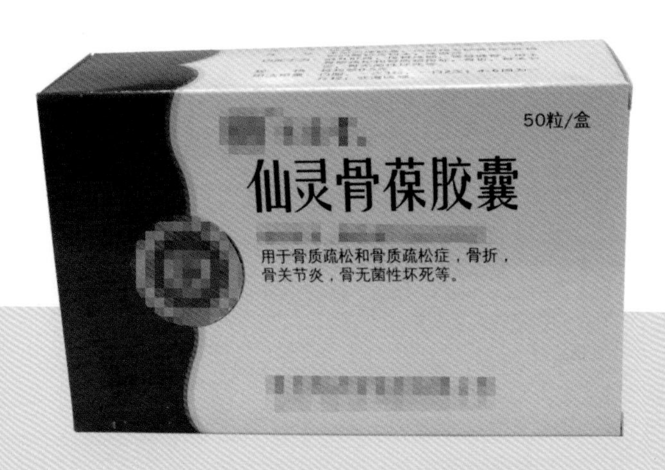

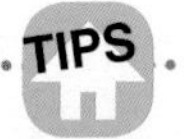

居家贴士

1. 重症感冒期间不宜服用。
2. 服药 2 周症状无缓解，应去医院就诊。
3. 本品片剂亦为甲类 OTC 药。

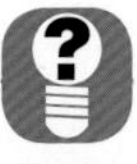

智慧百科

药物的安全评价

- 处方药与非处方药（OTC）通过开发进入市场，其临床应用的安全性都仍需要继续评估，主要途径为不良反应报告制度监测。药品监督管理部门、学术部门、开发公司和其他独立团体可以使用各种办法监测或研究上市后药品的不良反应，诸如：Ⅳ期临床试验、流行病学研究、处方事件监测（PEM）和其他方法。
- OTC 药物多为应用多时、疗效确切、副作用小的药品，但由于它们的应用人群广泛，对应病症多样，往往仍会出现一些新的不良反应需要及时报告；对于已知的不良反应，也有必要统计发生率以评价其安全性。

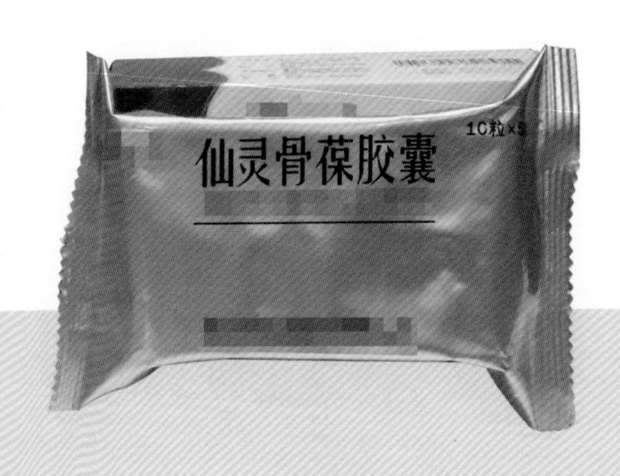

骨刺丸

《中国药典》，处方药

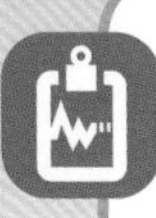

处方　川乌（制）、草乌（制）、天南星（制）、秦艽、白芷、当归、甘草、薏苡仁（炒）、穿山龙、绵萆薢、红花、徐长卿。

性状　棕黄色至棕褐色水蜜丸或大蜜丸；气香，味甜、微苦。

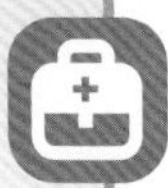

功能主治　祛风止痛。用于骨质增生，风湿性关节炎，风湿痛。

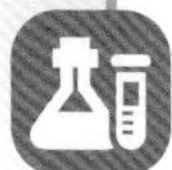

用法用量　口服。水蜜丸一次 6g，大蜜丸一次 1 丸，一日 2～3 次。

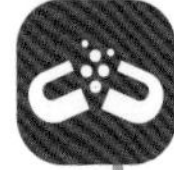

用药禁忌　孕妇忌服。肾病患者慎用。
对本品过敏者禁用，过敏体质者慎用。
本品性状改变时禁用。

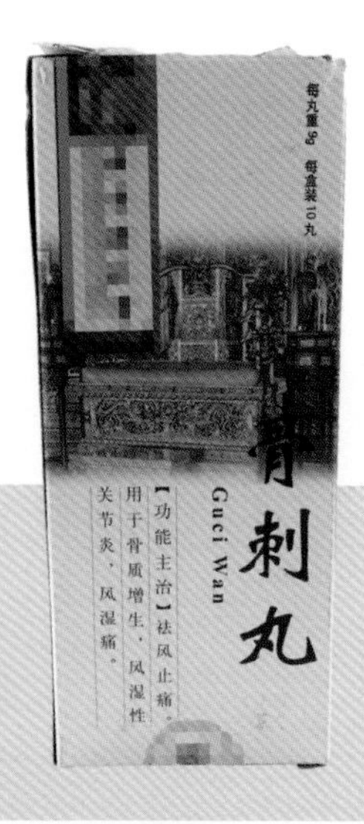

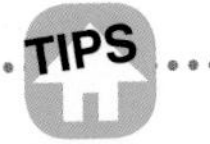

居家贴士

1. 热痹关节红肿，骨刺属肾肝阴虚、精血不足者忌用。
2. 组方中含毒性成分，不可过量久服。
3. 本品属于处方药物，在药店需凭医生处方购买。

智慧百科

说说“骨龄”与“年龄”

人的生长发育可用两个“年龄”来表示，即生活年龄（日历年龄）和生物年龄（骨龄）。

发育正常	生物年龄（骨龄）– 生活年龄 = ±1 岁
发育提前（即早熟）	生物年龄（骨龄）– 生活年龄的差值 >1 岁
发育落后（即晚熟）	生物年龄（骨龄）– 生活年龄的差值 < –1 岁

骨骼的年龄，常常通过拍摄人左手手腕部的 X 光片，观察左手掌指骨、腕骨及桡尺骨下端的骨化中心的发育程度来确定。能较准确地反映个体的生长发育水平和成熟程度。一些疾病将影响骨骼发育，或使其提前或使其落后，如肾上腺皮质增生症或肿瘤、Alreb–ert 综合征、性早熟、甲亢、卵巢颗粒细胞瘤等将导致骨龄提前；而卵巢发育不全（Turner 综合征）、软骨发育不全、甲低等将导致骨龄明显落后。

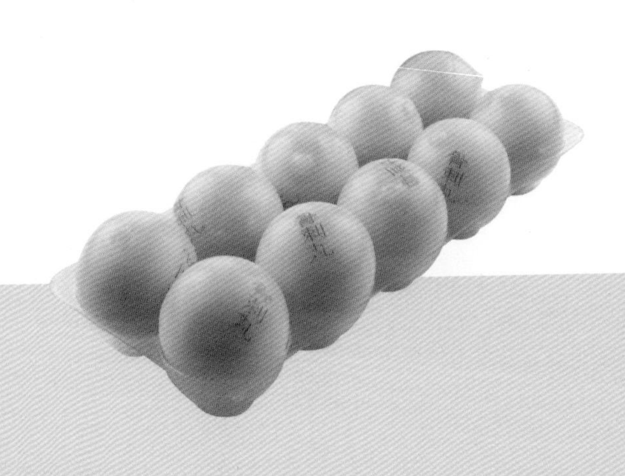

附录

药物剂量换算表

汉代与现代处方剂量换算表（见民间中医版《桂林古本伤寒杂病论》附录）

1石＝四钧＝29760克
1钧＝三十斤＝7440克
1斤＝16两＝248克＝液体250毫升
1两＝24铢＝15.625克
1圭＝0.5克
1撮＝2克
1方寸匙 ＝金石类2.74克
＝药末约2克
＝草木类药末约1克
半方寸匙＝1.5克
一钱匙＝1.5～1.8克
一铢＝0.65克
一铢＝100个黍米的重量
一分＝3.9～4.2克
1斛＝10斗＝20000毫升
1斗＝10升＝2000毫升
1升＝10合＝200毫升
1合＝2龠＝20毫升
1龠＝5撮＝10毫升
1撮＝4圭＝2毫升
1圭＝0.5毫升
1引＝10丈＝2310厘米
1丈＝10尺＝231厘米
1尺＝10寸＝23.1厘米
1寸＝10分＝2.31厘米
1分＝0.231厘米
梧桐子大＝黄豆大
蜀椒一升＝50克
葶苈子一升＝60克
吴茱萸一升＝50克
五味子一升＝50克
半夏一升＝130克
虻虫一升＝16克
附子大者1枚＝20～30克
附子中者1枚＝15克
强乌头1枚小者＝3克
强乌头1枚大者＝5～6克
杏仁大者10枚＝4克
栀子10枚平均15克
瓜蒌大小平均1枚＝46克
枳实1枚 约14.4克
石膏鸡蛋大1枚 约40克
厚朴1尺 约30克
竹叶一握 约12克

索引

药物名称拼音索引

H

J

K

L

M

N

P

Q

R

S

T

W

X

Y

Z

智慧百科分类索引

1. 病症基础知识

2. 处方药与非处方药分类管理知识

3. 药物应用相关知识

4. 居家保健相关知识

5. 其他